Mosaik bei
GOLDMANN

Buch

Dr. Mark Hymans Ernährungsprogramm basiert auf der Wissenschaft der Nutrigenomik, die das Zusammenspiel zwischen Genen und Ernährung erforscht. Mit einer optimalen, auf einen persönlich zugeschnittenen Auswahl der Lebensmittel kann man die richtigen Signale für die eigenen Gene setzen, um den Stoffwechsel in Schwung zu bringen.
Nach einer detaillierten Einführung in die Megabolic-Diät und ihre beiden aufeinander aufbauenden Diätphasen präsentiert Dr. Mark Hyman 100 neue köstliche und einfach zuzubereitende Rezepte für Frühstück, Hauptgerichte, Salate, Suppen und Snacks. Mit diesen Gerichten bringen Sie Ihren Stoffwechsel in Balance und halten ihn an, überschüssiges Körperfett zu verbrennen. Zahlreiche Tipps und Tricks zeigen zudem, wie Sie die Megabolic-Diät problemlos in den Alltag integrieren können.

Autor

Dr. Mark Hyman ist Chefherausgeber der amerikanischen Zeitschrift »Alternative Therapies in Health and Medicine«, der renommiertesten Zeitschrift auf dem Gebiet der alternativen Medizin. Er hat eine Privatpraxis in Lenox, Massachusetts, und ist Co-Autor des New-York-Times-Bestsellers »Ultraprevention«.
www.drhyman.com
www.utrawellness.com
www.ultrawellnesscenter.com

Von Dr. Mark Hyman außerdem bei Mosaik bei Goldmann
Die Megabolic-Diät (16944)
Die Megabolic-Diät. Das Kochbuch (17075)

Dr. Mark Hyman

Die Megabolic-Diät – 100 neue Rezepte

Automatisch schlank
mit dem Power-Stoffwechsel

Aus dem Amerikanischen
von Renate Weinberger

Rezepte von Donna Boland

Mosaik bei
GOLDMANN

Die Ratschläge in diesem Buch wurden vom Autor und vom Verlag sorgfältig erwogen und geprüft, dennoch kann eine Garantie nicht übernommen werden. Eine Haftung des Autors bzw. des Verlags und seiner Beauftragten für Personen-, Sach- und Vermögensschäden ist ausgeschlossen.

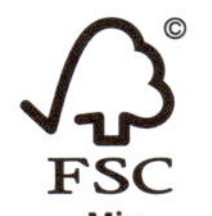

Produktgruppe aus vorbildlich bewirtschafteten Wäldern und anderen kontrollierten Herkünften

Zert.-Nr. SGS-COC-001940
www.fsc.org
© 1996 Forest Stewardship Council

Verlagsgruppe Random House FSC-DEU-0100
Das für dieses Buch verwendete FSC-zertifizierte Papier *Classic 95* liefert Stora Enso, Finnland.

1. Auflage
Deutsche Erstausgabe, September 2010
Der Originalband wurde aufgeteilt in zwei für sich stehende Bücher

Originaltitel: The Ultrametabolism Cookbook

Published by arrangement with the original publisher,
Scribner, an imprint of Simon & Schuster, Inc.
Umschlaggestaltung: Uno Werbeagentur, München
Umschlagmotiv: © Fine Pic, München
Redaktion: Anja Fleischhauer
Satz: Buch-Werkstatt GmbH, Bad Aibling
Druck und Bindung: GGP Media GmbH, Pößneck
FK · Herstellung: IH
Printed in Germany
ISBN 978-3-442-17177-4

www.mosaik-goldmann.de

Inhalt

Stellen Sie Ihre Nahrung auf gesunde Füße!

Hippokrates, der berühmte Arzt der Antike, sagt: »*Lass deine Nahrung deine Medizin sein und deine Medizin deine Nahrung.*« Als Arzt und Ernährungsmediziner kann ich dieses Rezept heute noch guten Gewissens unterschreiben. Allerdings für sich genommen klingt »Nahrung als Medizin« nicht gerade verlockend. Bei näherem Hinsehen birgt diese Aussage jedoch eine weitaus verführerischere Perspektive in sich: Genuss und Freude am Essen. Wer genießt es nicht, voller Vitalität und Gesundheit durch Leben zu gehen? Wer kann helfen, diesen Genuss zu erlangen? Unsere Nahrung! Dieser tägliche Begleiter konfrontiert uns Tag für Tag mit zwei Varianten: mit gesunder und ungesunder Kost. Gesunde Nahrung bringt Gesundheit mit sich, stärkt unseren Körper und unsere Seele – sie heilt uns! In ihr steckt das Heilmittel gegen viele chronische Krankheiten und die weit verbreitete »Übergewichtsepidemie«, die bekannten Folgen einer ungesunden Ernährung.

Ich möchte Sie mit diesem Buch dazu verführen, Ihrer täglichen Nahrung einen Platz als Gesund- und Schlankmacher in Ihrem Leben einzuräumen. Um zu verdeutlichen, was ich mit gesunder Ernährung meine, erzähle ich immer wieder gerne von einem Besuch bei einem Freund in Umbrien. Er lebt in einem Bauernhaus aus Natursteinen und in einer Gegend, in der in den Haushalten Nahrungsmittel aus Dosen oder sonstigen Verpackungen nicht auf den Tisch kommen. Dort stehen nur frisch zubereitete Gerichte aus regionalen Produkten auf dem Speiseplan. Welch ein Genuss solch ein Essen sein kann, bewies mir Simonetta, die Frau meines Freundes, mit einem frisch zubereiteten Menü. Auf hübschen Keramiktellern servierte sie selbst gezogene Paprikaschoten und Auberginen vom Grill, beträufelt mit nativem Olivenöl extra, das von den Früchten der Olivenbäume stammte, die rund ums Haus wachsen. Garniert war das Ganze mit erntefrischen Strauchtomaten und Basilikumblättern. Außerdem gab es Hühnerfleischbällchen in Tomatensauce und Rucola-Radicchio-Salat, ebenfalls aus frischen, regionalen Zutaten.

Glauben Sie mir, derartige Essen machen Freude und lassen die Sorge um die Figur gar nicht erst aufkommen. Dazu brauchen Sie nicht in eine idyllische Gegend umzuziehen, denn vollwertige, frische Nahrungsmittel zu verwenden, lässt sich überall bewerkstelligen. Auch wenn Sie aus Zeitgründen das eine oder andere Lebensmittel aus der Dose oder der Gefriertruhe verwenden, sollten Sie um Produkte, die aus einer Fabrik kommen, wo Nahrungsmittel mehr oder weniger massive Be- und Verarbeitungsprozesse durchlaufen, einen großen Bogen machen. Unsere Gene und Zellen sowie unser Stoffwechsel versuchen, sich mit diesen industriell bearbeiteten Produkten zu arrangieren. Doch Gesundheitsstörungen und Übergewicht zeugen vom Scheitern dieser Bemühungen.

Gehen Sie den besseren Weg – mit frischen, vollwertigen Nahrungsmitteln. Die Rezepte in diesem Buch, die auf dem Ernährungswissen alter Kulturen und den Erkenntnissen der modernen Ernährungswissenschaft basieren, helfen Ihnen dabei. Ihr Körper dankt es Ihnen mit Wohlbefinden und gesundem Körpergewicht!

Auf zum Power-Stoffwechsel!

In meinem Buch »Die Megabolic-Diät« habe ich mein Ernährungskonzept ausführlich erklärt. Das Fundament bildet dabei eine Ernährung, die den Stoffwechsel auf Trab bringt und die in Einklang mit unseren Genen, Zellen und körpereigenen Stoffen steht. Kurz gesagt: eine Ernährung, die zu einem Power-Stoffwechsel führt, der dazu beiträgt, Sie vor vielen gesundheitlichen und seelischen Problemen zu bewahren beziehungsweise Ihnen hilft, sich davon zu befreien.

Fangen wir mit ein paar Fragen an: Bedeutet Essen für Sie Genuss und Freude? Oder betrachten Sie wie so viele Menschen die Nahrung als Ihren ärgsten Feind, der Ihnen Kummer in Form von Gesundheitsstörungen und Übergewicht beschert? Der Sie seelisch belastet, frustriert, traurig oder gar zornig macht? Hadern Sie tagtäglich mit Ihrem Gewicht? Fürchten Sie sich vor dem ernährungsbedingten erhöhten Risiko für Herzinfarkt, Krebserkrankungen, Diabetes oder Demenz? Kämpfen Sie mit Heißhungerattacken und Gelüsten, die sich nicht mit den Bedürfnissen Ihres Körpers vereinbaren lassen? Wenn Sie auch nur eine dieser Fragen mit »Ja« beantworten, liegt es nahe, dass Sie Ihre Nahrung nicht zu Ihren besten Freunden zählen. Vielmehr rotieren Sie wahrscheinlich in dem Teufelskreis, der sich aus misslungenen Diäten, vielfach erlittenem Jojo-Effekt und gesundheitlichen Beschwerden zusammensetzt. Höchste Zeit also, die Nahrung zu Ihrem besten Freund zu machen, der Ihnen ein gesundes, vitales Leben ermöglicht – lebenslang. Eine praktische Hilfe sind dabei die Kochrezepte in diesem Buch, die auf den Ernährungsrichtlinien des Power-Stoffwechsels basieren und köstlich schmecken.

Das »Geheimnis« des Power-Stoffwechsels

Warum frische, vollwertige Nahrung den Ausschlag für mein Ernährungskonzept gegeben hat, will ich Ihnen kurz erklären. Unser Körper ist von Natur aus auf diese Nahrung eingestellt und sie kann etwas leisten, was die heute allgegenwärtigen veränderten, industriell bearbeiteten, nährstoffarmen Nahrungsmittel nicht vermögen. Sie ist genau der richtige Freund, der Sie zu mehr Wohlbefinden und mehr Energie geleitet, der Ihrem Stoffwechsel jene Kraft – Power – verleiht, die Sie dabei unterstützt, chronische Symptome zu beseitigen, bisher unerkannte Allergien aufzudecken und auf Dauer ein Körpergewicht zu erlangen, mit dem Sie sich rundum wohlfühlen.

In welch starkem Maß Gesundheit mit zu hohem Körpergewicht, Bewegungsmangel und Stress zusammenhängt, wissen heute auch die Ärzte, die über viele Jahre ernährungswissenschaftlichen Themen wenig Beachtung geschenkt haben. Nachdem sich heute in weiten Teilen der Welt nicht nur 80 bis 90 Prozent aller Gesundheitsstörungen mit einer falschen Ernährung in Verbindung bringen lassen, sondern auch Übergewicht inzwischen zu den Volkskrankheiten zählt, betrachten immer mehr Mediziner die tägliche Nahrung als eine der schärfsten Waffen zum Erhalt und zur Wiederherstellung von Gesundheit.

Als ich vor mehr als 20 Jahren meine medizinische Laufbahn begann, war mir der krasse Gegensatz von »Nahrung als Heiler« und »Nahrung als Mörder« noch nicht voll bewusst. Erst anhand von medizinischer Praxis und zahllosen Studien lernte ich das Entscheidende: welche Bedeutung die Nährstoffinformationen der vollwertigen Nahrung besitzen. Unser Körper kann sie im wahrsten Sinn des Wortes verstehen! Forschungsergebnisse der lange von der breiten Öffentlichkeit unbeachteten Nährstoffforschung vermitteln heutzutage ein umfassendes Wissen über Art, Funktion und Auswirkungen von Nährstoffen auf Gesundheit und Körpergewicht – sowohl in negativer als auch in positiver Hinsicht. So stützt sich mein Ernährungskonzept – samt den Rezepten in diesem Buch – nicht nur auf die allgemein bekannte und letztlich simple Tatsache »frische, vollwertige Nahrung macht gesund und schlank«, sondern es wird auch untermauert von Forschungsergebnissen, die Ernährung den Stellenwert geben, der ihr als »Heiler« zukommt.

Die sieben Schlüssel zum Power-Stoffwechsel

Die »mörderische« Seite der Nahrung spiegelt sich wider in der Feststellung: Falsches Essen ruft Störungen in unserem Körperhaushalt hervor, die Tor und Tür für ernsthafte Krankheiten öffnen. Zu solchen nahrungsbedingten, möglicherweise folgenschweren Störungen zählen: gestörte Regulierung von Appetit und Hungergefühl, Verdauungsstörungen, Stress, Entzündungen, oxidativer Stress, Stoffwechselstörungen, Hormonstörungen, Ungleichgewicht bei den Neurotransmittern (den biochemischen Stoffen, die Informationen von einer Zelle zur anderen transportieren) und mangelhafte Entgiftung des Körpers.

Betroffen von diesen Störungen sind die verschiedenen voneinander abhängigen Systeme unseres Körpers, angefangen vom Verdauungssystem bis hin zum Hormonhaushalt (Hormonsystem). Daraus resultieren sieben Nährböden von Krankheiten, die alle eng mit dem Körpergewicht in Verbindung stehen und sich als die sieben wichtigen Schlüssel zum Power-Stoffwechsel bezeichnen lassen. Das bedeutet: Wenn sich diese Systeme nicht im Gleichgewicht befinden, drohen Gesundheitsstörungen und Übergewicht. Leiden Sie bereits unter diesen Übeln, sollten Sie schleunigst Ihren besten Freund, die »heilende« Nahrung, in Ihrer Küche etablieren, um mit ihm mehr Gesundheit und dauerhafte Gewichtsabnahme anzusteuern. Mit anderen Worten: Essen Sie sich gesund und schlank!

Alle Systeme unseres Körpers arbeiten auf die eine oder andere Weise zusammen. Kommt ein System aus dem Lot, geraten auch die anderen mal mehr, mal weniger ins Wanken. Betrachten Sie jeden einzelnen der sieben Schlüssel zum Power-Stoffwechsel als ein Rädchen im Getriebe, das nur im Verbund mit seinen Genossen alle Körpersysteme in Harmonie hält oder bringt. Deshalb sollten Sie jeden der Schlüssel zumindest in seinen Grundzügen kennen, die ich hier kurz gefasst und infolgedessen stark vereinfacht darstelle.

Schlüssel Nummer 1: Ein gut funktionierendes Appetitkontrollsystem

Funktion: Das Appetitkontrollsystem steuert Hunger und Sättigung. Dabei sorgen Hormone und chemische Botenstoffe des Gehirns für die notwendige Kommunikation zwischen Gehirn, Darm und Fettzellen. Laufen diese »Gespräche« reibungslos, signalisiert Ihnen Ihr Appetitkontrollsystem zum richtigen Zeitpunkt: »Genug gegessen, du bist satt.«, oder: »Iss etwas, nimm Kalorien auf, dein Körper braucht Energie.«

Störung: Verschiedene Faktoren, allen voran eine falsche Nahrung, machen aus der Kommunikation ein Kauderwelsch, das bei Ihnen als unsinniges Signal ankommt. Sie spüren leibhaftigen Hunger, obwohl Ihr Körper in dem Moment bestens mit Kalorien versorgt ist. Doch das Signal erzählt Ihnen beharrlich: »Du hast Hunger, Hunger, Hunger!« Also essen Sie – und nehmen Kilo um Kilo zu und ebnen den Gesundheitsproblemen den Weg. Leider fährt unsere moderne Nahrung mit einem ganzen Arsenal an Geschützen auf, die in unserem Appetitkontrollsystem ein wahres Signalchaos anrichten.

Abhilfe: Bringen beziehungsweise halten Sie Ihr Appetitkontrollsystem im Lot. Frische, vollwertige Nahrung trägt Nährstoffinformationen in sich, die diesem System helfen, Ihnen bedarfsgerechte Signale zu senden.

Schlüssel Nummer 2: Stressabbau

Funktion: Physische oder psychische Belastungen verursachen einen Stress, auf den Ihr Körper mit einem Schutzmechanismus reagiert. Seine Systeme schlagen Alarm: Gefahr im Anzug, wir brauchen Kraftreserven, um ihr zu entkommen! Demzufolge speichert Ihr Körper Kalorien in Form von Fett. Außerdem pumpt er Hormone in Ihr Hormonsystem, die den Blutfett-, Blutzucker- und Insulinspiegel erhöhen, um Sie flucht- oder kampfbereit zu machen. Seit Beginn der Menschheit trägt jeder von uns diesen Schutzmechanismus in sich – eine lebenserhaltende Einrichtung in den gefahrvollen Urzeiten.

Störung: Solange der Stress anhält, arbeitet der Schutzmechanismus auf vollen Touren. Das bedeutet, Sie können so wenig essen und sich so viel bewegen, wie Sie wollen, Ihr Körper klammert sich an jede Fettzelle, während sich Blutfett-, Blutzucker- und Insulinspiegel auf einem Level bewegen, der Gewichtszunahme und Gesundheitsstörungen fördert. Daraus folgt unweigerlich: Stress macht dick und krank.
Abhilfe: Bauen Sie Ihren Stress ab! Informieren Sie sich über Antistressmethoden, und scheuen Sie sich nicht, andere Menschen um Hilfe zu bitten.

Schlüssel Nummer 3: Entzündungen entgegenwirken

Funktion: Entzündungen sind die Antwort des Körpers auf physische, chemische oder durch Mikroorganismen (zum Beispiel Viren und Bakterien) erfolgte Reize.
Störung: Aus den unterschiedlichsten Gründen schmoren im Körper zahlloser Menschen unerkannte Entzündungsherde. So geraten viele ahnungslos in einen Teufelkreis, denn Entzündungen fördern Übergewicht, und dieses fördert wiederum die Entzündungen.
Abhilfe: Gesunde, vollwertige Ernährung steuert Entzündungen entgegen. Bluttests und ein Gesundheits-Check-up helfen, verborgenen Entzündungen auf die Spur zu kommen.

Schlüssel Nummer 4: Oxidativen Stress vermeiden

Funktion: Auf diesen gesundheitsschädigenden Störfaktor könnte unser Körper gut verzichten.
Störung: Oxidativer Stress setzt in den Zellen Prozesse in Gang,

die den Stoffwechsel beeinträchtigen, die Gewichtszunahme fördern, Alterungsprozesse beschleunigen und Entzündungen hervorrufen. Die Täter sind die Freien Radikale, jene Sauerstoffmoleküle, die anderen Molekülen ein Elektron stehlen. Durch den Verlust des Elektrons oxidiert das Molekül, was eine massive Schädigung mit sich bringt, denn oxidierte Zellen und Gewebe funktionieren nicht so, wie sie müssten. Die Folgen: DNA-Schäden, beschädigte Zellmembranen, versteifte Arterien und Falten, die zu unserem Leidwesen meistens zuerst im Gesicht auftauchen.
Abhilfe: Frisches Gemüse und Obst liefern Antioxidantien, die oxidativem Stress vorbeugen.

Schlüssel Nummer 5: Fettverbrennung optimieren

Funktion: Für die Gesundheit sowie für die Anzahl und Leistungsfähigkeit der Mitochondrien – der kleinen Kraftwerke, die sich in jeder Zelle befinden und Energie produzieren – spielt die Fähigkeit des Körpers zur Fettverbrennung eine große Rolle. Wichtig dabei ist ein gut funktionierender Stoffwechsel.
Störung: Beeinträchtigte Mitochondrien und zu träge ablaufende Stoffwechselvorgänge behindern die Fettverbrennung.
Abhilfe: Gesunde, vollwertige Ernährung trägt dazu bei, den Stoffwechsel zu optimieren und Schäden an den Mitochondrien zu beseitigen.

Schlüssel Nummer 6: Schilddrüse unterstützen

Funktion: Die Schilddrüse beherrscht mit ihren Hormonen den gesamten Stoffwechsel.
Störung: Funktioniert die Hormonproduktion der Schilddrüse

nur schleppend, verlangsamt sich der Stoffwechsel, was negative Folgen für Gesundheit und Körpergewicht mit sich bringt.
Abhilfe: Die richtige Ernährung trägt dazu bei, die Schilddrüsenfunktionen zu optimieren. Doch reicht das in vielen Fällen nicht. Nur ein sorgfältiger, vom Arzt vorgenommener Check-up schafft Klarheit über die Funktionstüchtigkeit der Schilddrüse und über eventuelle medizinische Behandlungsmaßnahmen.

Schlüssel Nummer 7: Leberfunktionen optimieren

Funktion: Je besser die Leber funktioniert, desto effizienter werden Zucker und Fette verstoffwechselt. Als schlagkräftigster körpereigener Entgiftungsapparat entsorgt die Leber auch die im eigenen Körper entstehenden oder aus der Umwelt aufgenommenen Gifte.
Störung: Beeinträchtigungen der Leberfunktionen fördern das Übergewicht.
Abhilfe: Eine gesunde, vollwertige Ernährung, für die Sie in diesem Buch die Anleitungen und Rezepte finden, bildet die Basis für die Optimierung und Stärkung der Leberfunktionen.

Nutrigenomik – die Forschung über das Zusammenspiel von Genen und Nahrung

Nutrigenomik heißt der Wissenschaftszweig, der erforscht, wie sich mithilfe von Nahrung Krankheiten vorbeugen beziehungsweise heilen lassen. Ein Schwerpunkt liegt dabei auf den Volkskrankheiten, zu denen das Übergewicht inzwischen zählt.

Als ich mir beim Entwickeln meines Ernährungskonzepts Gedanken über den Power-Stoffwechsel machte, stützte ich mich auf den Ansatz, den die Nutrigenomik verfolgt: Wie funktioniert das Zusammenspiel von Genen und Nahrung, und inwieweit beeinflusst es unsere Gesundheit und unser Gewicht? Obwohl wir mit einem festgelegten genetischen Code (unserer genetischen Ausstattung) das Licht der Welt erblicken, lassen sich bestimmte Gene aktivieren und deaktivieren. Ein bedeutender Faktor ist dabei unsere Nahrung.

Dass Gene sich »ansprechen« lassen, hängt mit unserer DNA (Trägerin der Erbinformationen) zusammen, die keineswegs so starr festgeschrieben ist, wie viele meinen. Vergleichbar mit der Festplatte eines Computers bildet sie ein Speichermedium, das sich selbst nicht verändert, sich aber mit variabler Software beladen lässt. Im Fall der DNA heißt die Software Nahrung, die wie Computerprogramme unterschiedlichste Informationen beinhaltet. Welches Programm diese Informationen im Körper in Gang setzt, das heißt, welche Gene beziehungsweise Abschnitte der DNA in Aktion treten, bestimmt die zugeführte Nahrung. Vollwertige Nahrung aktiviert die Gene, die für das »Programm Gesundheit und Gewichtsabnahme« zuständig sind. Bearbeitete Nahrungsmittel mit einem hohen Gehalt an Zucker und Transfettsäuren (gehärteten Fetten) schalten die Gene mit dem »Programm Krankheit und Gewichtszunahme« ein.

Aus dieser stark vereinfachten Darstellung der überaus komplizierten Vorgänge kristallisiert sich eine wichtige Erkenntnis heraus: Mit Ihrer Nahrung verfügen Sie über ein kraftvolles Instrument, das Ihre Gene beeinflussen kann. Das Beste daran: Die

Gerichte in diesem Buch kurbeln jene Gene an, die alle sieben Schlüssel zum Power-Stoffwechsel unterstützen. Das bedeutet: Ihr Essen wirkt sich nicht nur günstig auf Ihr Appetitkontrollsystem aus, sondern auch auf Entzündungsherde, Stressabbau, oxidativen Stress, Fettverbrennung, auf Ihre Schilddrüse und Leber.

Sekundäre Pflanzenstoffe: die gesunden Kräfte in der Nahrung

In pflanzlicher Kost stecken sekundäre Pflanzenstoffe, ohne die unsere Körperfunktionen erheblichen Schaden erleiden. Diese Stoffe verfügen über Kräfte, die sie zu einem wirkungsvollen Grundpfeiler der sieben Schlüssel des Power-Stoffwechsels machen. Einige der zahllosen sekundären Pflanzenstoffe treten unübersehbar zu Tage: die Farbpigmente, die Früchten und Gemüse nicht nur ihre unterschiedlichen Farben verleihen, sondern auch einen günstigen Einfluss auf unsere Gesundheit ausüben. So können zum Beispiel die Anthocyane in den Kirschen Entzündungen im Zaum halten, die Glucosinolate des Brokkoli den Körper beim Entgiften unterstützen, vor allem wenn es um Umweltgifte geht. Die Katechine im grünen Tee fördern den Stoffwechsel, während die Polysaccharide in Shiitake(-Pilzen) unser Immunsystem stärken.

Die sekundären Pflanzenstoffe dienen den Pflanzen als Überlebenshilfe, indem sie die Gewächse vor Infektionen, Stress und anderen Gefahren schützen. Je stärker Pflanzen ums Überleben kämpfen müssen, desto mehr dieser schützenden Stoffe produzieren sie. Unter den härtesten Lebensbedingungen wachsen die Pflanzen in der Natur, wo nichts und niemand sie vor natürlichen Feinden und Konkurrenten schützt. Raue Verhältnisse herrschen auch bei biologisch gezogenen Pflanzen, da sich hierbei die schützenden Maßnahmen in engen Grenzen halten. Bei konventionell gezogenen Pflanzen dagegen verringern Monokulturen, künstlicher Dünger, Pestizide und Herbizide den Überlebensstress, sodass sie weniger – für uns so nützliche – überlebensstrategische Stoffe entwickeln müssen.

So liegt es nahe, dass biologisch gezogenes Obst und Gemüse mehr sekundäre Pflanzenstoffe enthalten als jenes aus konventioneller Landwirtschaft. Gemeinsam mit vielen anderen triftigen Gründen spricht dies für die Verwendung von pflanzlichen Bioprodukten.

Lebenselixier Pflanze

Von Anbeginn der Menschheit bis zum heutigen Tag kommt der Mensch ohne pflanzliche Kost nicht aus. Nur Pflanzen versorgen uns zum Beispiel mit dem lebenswichtigen Vitamin C, das unser Körper nicht selber produzieren kann. Außerdem ginge es uns ziemlich schlecht, wenn wir die enorme Heilkraft der Pflanzen nicht nutzen könnten. Nicht ohne Grund rangieren heutzutage die heilenden (sekundären) Pflanzenstoffe vor den Proteinen, Fettsäuren, Kohlenhydraten, Vitaminen und Mineralstoffen, die in Pflanzen enthalten sind. Einen besseren Rat als »täglich fünf bis neun Portionen Obst und Gemüse verzehren«, kann Ihnen niemand geben. Sie futtern damit regelmäßig »Heilkraft pur«, die Ihr Krankheitsrisiko deutlich senken kann, darunter das Risiko für unsere heutigen Zivilisationskrankheiten wie Herzinfarkt, Schlaganfall, Alzheimer-Krankheit und Krebserkrankungen.

Pflanzliche Kost – je bunter, umso besser

Mein Rat: Essen Sie bunt – sprich: Genießen Sie die ganze Bandbreite an Obst und Gemüse, um die Fülle der Pflanzenstoffe für Ihre Gesundheit und Ihre Gewichtsabnahme zu nutzen. Lassen Sie sich nicht durch Aussagen wie »Soja senkt den Cholesterinspiegel«, »Brokkoli hilft bei der Krebsvorbeugung« oder »Tomaten unterstützen die Vorbeugung von Prostatakrebs« zu einer beschränkten oder gar einseitigen Auswahl verführen. Die Heilkraft liegt in der Vielfalt der pflanzlichen Inhaltsstoffe!

Sie brauchen sich noch nicht einmal die Namen der einzelnen Inhaltsstoffe zu merken, denn alle Pflanzen enthalten lebenswichtige, gesundheitsfördernde Stoffe. Je farbenprächtiger es – regelmäßig – auf Ihrem Teller zugeht, desto wirkungsvoller kommen die Nutzen der Pflanzenstoffe zum Tragen. Greifen Sie in den Farbtopf der Natur, und genießen Sie Gelbes, Oranges, Rotes, Purpurnes und Grünes in allen Schattierungen, während sich Ihre Seele an den purzelnden Pfunden erfreut.

Pflanzliche Vielfalt, in der viel Gesundheit steckt

Der Überblick zeigt die wichtigsten Gruppen der pflanzlichen Kost, aus denen Sie täglich Ihr Quantum so variantenreich wie möglich zusammenstellen sollten. Die Beispiele stehen stellvertretend für alle anderen Obst- und Gemüsesorten, die in die jeweilige Gruppe passen. Angesagt sind fünf bis neun Portionen, wobei Sie die Zutaten für Gerichte mitrechnen.

Obst und Gemüse	**Wichtige Inhaltsstoffe und spezielle Beispiele**
Rot, gelb und orange: Tomaten, Paprikaschoten, Chilischoten, Mango, Papaya, Ananas, Süßkartoffeln, Winterkürbisse, Möhren, Cantaloupe-Melone, Pfirsiche, Aprikosen, Möhren	Antioxidantien, darunter: Lutein und Lycopin (zwei Carotinoide) – hilfreich beim Vorbeugen von Makuladegeneration (Augenerkrankungen, die den »Gelben Fleck«, die Makula lutea, betreffen) und verschiedenen Krebserkrankungen (wie Prostatakrebs) Quercetin – lindert Entzündungen und Allergien.
Dunkelblau, purpurblau und purpurrot: Blaubeeren, Brombeeren, Kirschen, Pflaumen, Rote Bete, rote Zwiebeln, rote Weintrauben, Rotkohl, Radicchio	Hoher Gehalt an Vitaminen und Mineralstoffen. Gute Quelle für Antioxidantien, darunter: Phenole, Ellagsäure, Anthocyane und Terpene – hilfreich bei Immunsystemstärkung und Krebsvorbeugung. Pronthocyanidine (in Kirschen enthalten) – entzündungshemmend.
Zitrusfrüchte: Zitronen, Limetten, Orangen, Grapefruit	Limonen (ein Terpen) – unterstützt die Entgiftungsprozesse der Leber und die Vorbeugung von Herz- und Krebserkrankungen. Reichlich Bioflavonoide, darunter: Hesperidin – entzündungshemmend und antikarzinogen. Lutein und Lycopin (siehe rot, gelb und orange).

Blattgemüse, dunkelgrün: Grünkohl, Wirsing, Spinat, Löwenzahn, Senfkraut	Antioxidantien, darunter: Carotinoide – hilfreich bei der Herz- und Krebserkrankungsvorbeugung; verlangsamt Alterungsprozesse. Magnesium und Folsäure (Nährstoffe, an denen es vielen Menschen mangelt).
Gemüse aus der Familie Kreuzblütengewächse: Brokkoli, Weißkohl, Grünkohl, Wirsing, Kohlrabi, Rosenkohl, Paksoi, Chinakohl	Isothiocyanate und Indol – hilfreich bei der Entgiftungsleistung der Leber und Krebserkrankungsvorbeugung.
Gemüse aus der Familie der Zwiebelgewächse: Knoblauch, Zwiebeln, Porree, Schalotten	Zahlreiche gesundheitsfördernde Stoffe, darunter: Organosulfurverbindungen – unterstützen den Abbau giftiger chemischer Stoffe. Quercetin – entzündungshemmend und antimikrobiell. Inhaltsstoffe des Knoblauchs helfen, Blutdruck und Cholesterinspiegel zu senken; nützlich bei der Behandlung von Infektionen.
Meeresgemüse: Algen, darunter Rotalgen wie Dulse und Nori sowie Braunalgen wie Hijiki, Kombu und Arame	Gute Quelle für Antioxidantien, darunter: Carotinoide und Ellagsäure (ein Polyphenol) – hilfreich bei der Krebsvorbeugung.

Noch mehr Gesundheit aus Pflanzen

Leinsamen: Hoher Gehalt an Lignanen, die bei der Regulierung des Hormonhaushaltes eine bedeutende Rolle spielen. Hilfreich bei der Vorbeugung von Krebs und Hormonstörungen, zur

Förderung der Darmflora und Linderung von Wechseljahresbeschwerden.

Hülsenfrüchte: Enthalten alle Arten von hochwirksamen Stoffen, darunter Saponine, eine Stoffgruppe, die dazu beiträgt, das Risiko für Herzerkrankungen und Krebs zu verringern und das Immunsystem zu stärken. Die reichlich vorhandenen Ballaststoffe fördern die Darmfunktionen und die Darmflora, während die Protease-Inhibitoren sich zum Beispiel als günstig für die Krebsvorbeugung erweisen.

Sojabohnen und Sojaprodukte: Enthalten Daidzein und Genistein sowie den BBI, der zur Krebsvorbeugung und Cholesterinspiegelsenkung beiträgt (der Bowman-Birk-Inhibitor/BBI ist ein Protease-Inhibitor: ein Stoff, der die Proteinzerlegung hemmt).

Tee: Insbesondere grüner Tee enthält Polyphenole, darunter Epigallocatechingallat, die dazu beitragen, die Entgiftungsprozesse der Leber zu unterstützen und den Cholesterinspiegel zu senken. Außerdem sind sie entzündungshemmend und wirken sich günstig im Rahmen der Vorbeugung von Krebs- und Herzerkrankungen aus. Auch hilft grüner Tee, den Stoffwechsel anzukurbeln und die Gewichtsabnahme zu fördern.

Gewürze: Kurkuma (Gelbwurz), das auch ein Bestandteil des Currypulvers ist, enthält den Farbstoff Kurkumin, ein hochwirksames entzündungshemmendes Antioxidans und Unterstützer der Entgiftungsprozesse der Leber, insbesondere wenn es um Umweltgifte geht. Rosmarin enthält Ursosäure, ein ebenfalls wirkungsvoller entzündungshemmender Stoff. Rotblättriger Salbei weist entzündungshemmende Stoffe auf. Das sind nur einige wenige Beispiele für die unzähligen Gewürze, denen Heilkraft innewohnt.

Sekundäre Pflanzenstoffe und ihr Nutzen für Ihre Gesundheit

Nahrungsmittel	Sekundärer Pflanzenstoff	Nutzen für Ihre Gesundheit
Grüner Tee	Katechine	entzündungshemmend, entgiftend, krebsvorbeugend
Tomaten	Lycopin	antioxidativ, krebsvorbeugend
Brokkoli	Glucosinolate	entgiftungsfördernd
Kirschen	Pronthocyanidine	entzündungshemmend
Kurkuma	Kurkumin	antioxidativ, entzündungshemmend, Vorbeugung von Krebs- und Demenzerkrankungen
Shiitake(-Pilze)	Polysaccharide	stärkt Immunsystem, krebsvorbeugend
Ingwer	Gingerol	entzündungshemmend

Schale von Zitrusfrüchten	Terpene, vor allem Limonen (ein Monoterpen),	entgiftungsfördernd
Knoblauch	Organosulfurverbindungen, Phenole	stärkt Immunsystem, antimikrobiell, entzündungshemmend, entgiftend
Soja	Isoflavone	krebsvorbeugend, cholesterinsenkend, entzündungshemmend
Leinsamen	Lignane	krebsvorbeugend, cholesterinsenkend
Granatapfel	Ellagtannin	blutdrucksenkend, unterstützt Vorbeugung und Heilung von Herzerkrankungen, krebsvorbeugend durch Verringerung von DNA-Schäden, entzündungshemmend

Die Blutzuckerbalance und Ihre Gesundheit

Viele Menschen betrachten die Kohlenhydrate als die Belzebuben unserer Ernährung. Vergessen Sie es – sofern bei Ihnen Kohlenhydrate überwiegend in Form von Obst, Gemüse, Vollkorngetreide, Hülsenfrüchten, Nüssen und Samen auf den Tisch kommen. Ohne diese Kohlenhydrate – die in meinen Augen den wichtigsten Nährstoff unserer Nahrung bilden – wäre es bald schlecht um Ihre Gesundheit bestellt. Angefangen von Vitaminen und Mineralstoffen über Ballaststoffe bis hin zu den sekundären Pflanzenstoffen bringen sie alles mit, was Ihre Körperfunktionen fit hält.

Die Kohlenhydrate, die Brot, Pasta, Kartoffeln und stark bearbeitete Lebensmittel liefern, dürfen Sie getrost zum Teufel jagen. Ich nenne sie »die weiße Gefahr« und meine damit weißes Mehl, weißen Zucker und ähnliche »Konsorten«. Wir kommen also nicht umhin, zwischen »guten« und »schlechten« Kohlenhydraten zu unterscheiden. Leichter wird die Unterscheidung allerdings, vor allem in Bezug auf den Blutzuckerspiegel, wenn Sie diese beiden schwammigen Begriffe durch zwei einfache, logischere Konzepte ersetzen:

- Glykämische Last, abgekürzt GL
- Phytonutrient-Index (Index der pflanzlichen Nährstoffe), abgekürzt PI

Glykämische Last – Ihr nützlicher Helfer

Die Glykämische Last definiert die komplexe Auswirkung von Nahrungsmitteln oder ganzen Mahlzeiten auf den Blutzuckerspiegel:

- *Hohe Glykämische Last* bedeutet: Der Körper nimmt die in der Nahrung enthaltenen Kohlenhydrate schnell auf, und der Zucker (Glukosemoleküle) wird schnell ins Blut entlassen, wodurch der Blutzuckerspiegel sehr rasch steigt.

- *Niedrige Glykämische Last* bedeutet: Die Kohlenhydrate werden langsam verarbeitet, wodurch Zucker langsamer ins Blut gelangt und demzufolge der Blutzuckerspiegel wesentlich langsamer steigt.

Ideal ist es, wenn Ihr Blutzuckerspiegel – bildlich gesprochen – in einem langsam verlaufenden, weiten und weichen Bogen steigt und fällt. Saust er abrupt steil in die Höhe und fällt genauso rasant steil wieder ab, wirbelt er das fein abgestimmte Netz aus Hormonen und Botenstoffen in Ihrem Körper durcheinander. Als Folgen geraten Insulinspiegel, Stoffwechsel und Appetitkontrollsystem vollkommen aus dem Tritt – was Ihnen früher oder später Gewichtszunahme, Übergewicht, Diabetes und andere Gesundheitsprobleme beschert.

Was die Glykämische Last (GL) betrifft, müssen die Kohlenhydrate mit anderen wichtigen Nährstoffen – Proteine, Fette und Ballaststoffe – im Team arbeiten, da es auf die Bestandteile der gesamten Mahlzeit ankommt. Kombinieren Sie zum Beispiel ein Nahrungsmittel mit extrem hoher GL, wie Cola, mit jeder Menge Ballaststoffe, ergibt das unterm Strich eine niedrige GL. Was Ihnen jedoch wenig nützt, weil die für Ihre Körperfunktionen so wichtigen Nährstoffe außen vor bleiben. Das GL-System funktioniert nur zu Ihren Gunsten, wenn Sie die niedrige GL im Verbund mit lebenswichtigen Nährstoffen einsetzen – wie es die Rezepte dieses Buches widerspiegeln.

Sekundäre Pflanzenstoffe und die Glykämische Last

Um eine Vorstellung zu bekommen, wie hoch oder niedrig der Gehalt an pflanzlichen Nährstoffen, insbesondere der sekundären Pflanzenstoffe, in einem Nahrungsmittel ist, verwende ich im Rahmen meiner beruflichen Arbeit den Begriff »PI«, den »Phytonutrient-Index« (Index der pflanzlichen Nährstoffe, für den noch keine praktikablen Listen oder Tabellen zum »offiziellen« Nachschlagen vorliegen). In der Megabolic-Diät nehmen die sekundären Pflanzenstoffe in Kombination mit der Glykämischen Last einen bedeutenden Platz ein, denn die Erfolgsregel lautet: Verzehren Sie Nahrung mit einer niedrigen GL und einem hohen PI! Diese Anforderung erfüllen:

- Gemüse
- Obst
- Hülsenfrüchte
- Vollkorngetreide
- Nüsse
- Samen
- Unbearbeitete, kalt gepresste Öle wie zum Beispiel natives Olivenöl extra oder Kokosöl
- Tees
- Kräuter und Gewürze

Gesund und schlank, statt dick und krank

Nahrung mit einer niedrigen GL und einem hohen PI macht weder dick noch krank. Außerdem schmeckt sie ausgezeichnet und bewahrt uns vor den zahlreichen Zusatzstoffen in Convenience Food (bequeme Kost).

Vorgefertigte Kost – sei es Convenience Food oder Junkfood – weist meistens eine hohe GL und einen niedrigen PI auf, was mit ihrem hohen Gehalt an Zucker, Transfetten und Lebensmittelzusatzstoffen zusammenhängt. Menschen, die ihre Ernährung mit diesen Nahrungsmitteln bestreiten, nehmen mehr Kalorien zu sich als jene, die sich von frischen, vollwertigen Lebensmitteln ernähren. Unser Appetitkontrollsystem reagiert auf die ungesunde, nährstoffarme Kost auf höchst ungute Weise: Andauernd schlägt es Hungeralarm, doch die befriedigende Sättigung stellt sich nur während des Essens ein. Nur wenig später überfällt uns wieder der unbefriedigte Zustand, obendrein fühlen wir uns müde, aufgebläht, schlaff und benommen – und essen erneut, weil uns der Hunger nicht loslässt.

Der Nährstoffmangel dieser Nahrung bietet nur einen kurzen, trügerischen Genuss. Das Verlangen nach Essen taucht nach erschreckend kurzer Zeit wieder auf. Darüber muss man sich nicht wundern, denn unser Körper fordert auf Gedeih und Verderb die Nährstoffe, die er braucht. Mit einer nährwertarmen Kost können Sie diese Forderung jedoch nie und nimmer erfüllen, ganz gleich, wie viel Sie davon in sich reinfuttern. Eines erreichen Sie mit Sicherheit: überflüssige Pfunde und Gesundheitsprobleme.

Wer sich in diesem Teufelskreis verfangen hat, sollte seine Ernährung schleunigst auf frische, vollwertige Kost umstellen. Die Umstellung saniert den Körper, versorgt die Zellen mit den notwendigen Nährstoffen und schickt damit die Gesundheit fast automatisch auf eine bessere Bahn.

Die Loslösung von eingefahrenem, von nährstoffarmer Kost beherrschtem Essverhalten kann ein paar Tage dauern. Doch die Belohnung folgt auf dem Fuß: Schon bald spüren Sie, wie köstlich vollwertige Gerichte schmecken und wie wohl Sie sich fühlen, wenn Ihr Körper Appetit und Essverhalten auf natürliche Weise steuert. Den alten Essgewohnheiten trauern Sie dann ganz bestimmt nicht nach, sondern sagen ein energiegeladenes »Ja« zu gesund und schlank!

Das 8-Wochen-Programm – der Weg zu gesund und schlank!

Die Kernpunkte der Megabolic-Diät

Start – Vorbereitungswoche

Ziel: Loslösen von ungesunden Essgewohnheiten und »Suchtmachern« wie Zucker, Junkfood, Koffein und Alkohol, die alle Körperfunktionen ungünstig beeinflussen und mit der Zeit zu einer Art Suchtverhalten führen. Das bedeutet: konsequent Zucker (inklusive anderer Süßungsmittel), gehärtete Fette, Halbfertig- und Fertigprodukte, Junkfood, Koffein und Alkohol aus dem Speiseplan verbannen. Auch wenn's vielleicht schwerfällt, der Erfolg belohnt Sie!

Erfolg: Erster Schritt aus der Ernährungsfalle, durch die Sie immer tiefer in alle möglichen Probleme reingerutscht sind, ohne es wirklich bewusst wahrzunehmen. Am Ende der »drogenfreien« Woche können Sie die Signale Ihres Körpers – Hunger und Sättigung – viel bewusster wahrnehmen. Sie fühlen sich wohler in Ihrer Haut.

Überflüssige Pfunde fangen an zu schmelzen.

Phase I – die Entgiftungsphase – Dauer drei Wochen

Ziel: Den Körper durch Weglassen bestimmter Nahrungsmittel durchputzen (ein Teil der ausgeschlossenen Nahrungsmittel wird in Phase II wieder eingeführt und um köstliche, vollwertige Lebensmittel ergänzt). Sie wählen vollwertige, unbearbeitete Nahrung, um dem »falsch programmierten« Stoffwechsel einen Neustart zu ermöglichen.

Erfolg: Vitale Energie wächst. Körpergewicht verringert sich. Chronische Gesundheitsprobleme wie chronische Nebenhöhlenentzündungen, Verdauungsprobleme und Kopfschmerzen schwächen sich ab. Gedächtnis, Verdauung und Schlaf funktionieren besser. Energie und Vitalität nehmen zu. Zum Vorschein kommen eventuell die Auslöser bisher unerkannter Nahrungsmittelunverträglichkeiten, die bislang verhindert haben, dass Sie abnehmen. Hierzu zählen vor allem glutenhaltige Nahrungsmittel, Milchprodukte und Eier. Wenn in dieser Phase nach dem Verzehr von Milchprodukten Magenschmerzen oder eine »verstopfte Nase« auftreten, erkennen Sie, dass Ihnen diese Produkte nicht bekommen und Sie besser darauf verzichten. *Innerhalb dieser drei Wochen können Sie fünf bis zehn Pfund abnehmen.*

Phase II – Aufbauphase – Dauer vier Wochen

Ziel: Nahrung genießen, die Körper und Genen ermöglicht, überflüssige Pfunde dauerhaft schwinden zu lassen. Nahrungsmittel, die Sie in Phase I meiden sollten, werden Zug um Zug auf den Speiseplan gesetzt. In dieser Phase werden schrittweise von den eliminierten Nahrungsmitteln jene wieder eingeführt, die in das Megabolic-Ernährungsprogramm passen. Die Gerichte aus Phase I in den Speiseplan der Phase II integrieren, um mehr Abwechslung zu schaffen und all die Gerichte aus Phase I, die Ihnen besonders gut schmecken, weiterhin genießen zu können.

Erfolg: Sie leben in Einklang mit Ihren Genen. Ihr Hormon- und Immunsystem sowie der Stoffwechsel kommen ins Gleichgewicht, Ihr Stoffwechsel wird optimiert.

In der ersten Hälfte dieser vierwöchigen Phase können Sie nochmals vier bis neun Pfund abnehmen. Danach beträgt die Gewichtsabnahme ungefähr ein Pfund pro Woche. Am Ende der Phase II kann unterm Strich eine Gewichtsabnahme von neun bis 21 Pfund stehen.

Mein Rat: Wem der Erfolg noch nicht reicht, macht einfach mit Phase II weiter. Wünschenswert wäre, dass Ihr gesteigertes Wohlbefinden Sie dazu veranlasst, nie wieder zu der Nahrung zurückzukehren, die Ihren Stoffwechsel und Ihre Figur ruiniert.

Sieben Ratschläge für den Erfolg

Mein Rat Nummer 1: Am besten lassen Sie Phase II nie enden! Bleiben Sie auf diesem gesunden Ernährungsweg, dann werden Sie dauerhaft mit mehr Wohlbefinden und mehr Vitalität belohnt.

Mein Rat Nummer 2: Gesunde Ernährung, selbst mit den vielen schnell zubereiteten Gerichten in diesem Buch, erfordert ein gewisses Maß an Planung und Organisation. Nur so vermeiden Sie, dass Sie irgendetwas in sich reinstopfen, was Ihren Weg zu mehr Gesundheit und weniger Gewicht boykottiert, nur weil der Hunger Sie plötzlich überfällt.

Mein Rat Nummer 3: Seien Sie bereit, sich Neuem zu öffnen. Vielleicht sind Ihnen manche Zutaten völlig unbekannt. Geben Sie solchen Debütanten auf Ihrem Speiseplan eine Chance durchs Ausprobieren. Wahrscheinlich merken Sie schnell, dass sie Ihnen weitaus mehr Nutzen und Genuss verschaffen als viele der Nahrungsmittel, die früher auf Ihrem Teller landeten.

Mein Rat Nummer 4: Seien Sie geduldig. Sich an neue Zutaten und eine andere Art der Zubereitung von Gerichten zu gewöhnen braucht seine Zeit. Insbesondere wenn einem die Nahrung bisher als der Feind Nummer eins erschien, dauert es eine Weile, die nun andere, neue Nahrung als besten Freund zu erkennen.

Mein Rat Nummer 5: Schenken Sie Ihrem Essen Aufmerksamkeit und Zeit. Vergessen Sie die weit verbreitete Meinung, unsere heutige Esskultur und Alltagshektik ließe gesunde Ernährung »wegen des (angeblich) hohen Aufwandes« nicht zu. Betrachten Sie das Essen wie eine Abenteuerreise, die mit Ihrer Geburt begann – mit dem verbrieften Recht, sich großartig und fit dabei zu fühlen. Nehmen Sie sich dieses Recht, und stellen Sie sich einem neuen Abenteuer, das nicht nur ein flüchtiges sein soll, sondern Stück um Stück in eine bessere Zukunft führt.

Mein Rat Nummer 6: Binden Sie Ihre Familie und Freunde in das Megabolic-Ernährungsprogramm ein. Mag auch der eine oder andere anfangs noch ein wenig fremdeln, doch schneller als Sie denken, sitzen Sie in fröhlicher Runde mit Menschen, die gemeinsam mit Ihnen die köstlichen vollwertigen Gerichte schmausen.

Mein Rat Nummer 7: Besiegeln Sie – für alle Zeiten – die Freundschaft mit einer Nahrung, die Sie genussvoll und gesund ernährt, Ihnen Freude am Essen verschafft und mit Ihren Genen sowie Ihrem Körper wunderbar harmoniert.

Power-Stoffwechsel für alle Zeiten

Hier möchte ich Ihnen meinen Rat Nummer 1 noch einmal besonders ans Herz legen. Das Megabolic-Ernährungsprogramm habe ich entwickelt, um Ihnen und vielen anderen zu einem gesunden Stoffwechsel und einem gesunden Körpergewicht zu verhelfen. Damit setze ich Ihnen jedoch nicht eine Diät im klassischen Sinn vor die Nase: ein paar Wochen und fertig. Mir liegt viel daran, Ihnen eine Ernährungsweise zu vermitteln, die Sie langfristig in Ihr Leben integrieren. Es geht um gesunde Ernährung als Lebensweise!

Begriffe wie »Low Carb«, »Low Fat« oder »kalorienreduziert« werden Sie in meinem Programm nicht finden. An oberster Stelle steht, die Freude an gesunder Nahrung zu finden (oder wiederzufinden) und langsamer zu essen. Daraus ergibt sich von ganz alleine, dass Sie nur so viel essen, wie Ihr Körper tatsächlich braucht.

Als kulinarische Grundlage habe ich Ernährungsformen herangezogen, die seit Jahrhunderten zeigen, wie sich Menschen vor degenerativen Krankheiten und Übergewicht bewahren lassen: die mediterrane und asiatische Küche mit ihren schmackhaften Gerichten. Essen soll nicht nur unseren Gaumen befriedigen, sondern auch unseren Körper und unsere Seele!

Mein Ernährungsprogramm basiert auf einfachen, wissenschaftlich fundierten Richtlinien, die vermitteln, welche Nahrung im Dienste einer bestmöglichen Gesundheit steht. Hinzukommen meine eigenen langjährigen ernährungswissenschaftlichen Studien sowie meine praktische Erfahrung als Arzt, der Ernährung als eines der wirksamsten Heilmittel betrachtet. Diesen ganzen Schatz an Wissen und Erfahrung können Sie in diesem Buch in Form von Kochrezepten nutzen.

20 Richtlinien für eine gesunde Ernährung

Diese Ernährungsrichtlinien sollten Sie möglichst für den Rest Ihres Lebens als Beschützer von Gesundheit und gesundem Körpergewicht begleiten.

1. Mahlzeiten mit einer niedrigen Glykämischen Last
2. Kombinieren von Proteinen, Fetten und Kohlenhydraten, um die Glykämische Last zu verringern
3. Ballaststoffe – 30 bis 50 Gramm pro Tag
4. Omega-3-Fettsäuren und einfach ungesättigte Fettsäuren
5. Entzündungshemmende Nahrungsmittel
6. Entgiftende Nahrungsmittel
7. Nahrungsmittel mit einem hohen Gehalt an Antioxidantien
8. Obst und Gemüse in verschiedenen Farben

9. Nüsse, Samen und Hülsenfrüchte
10. Naturbelassene Sojaprodukte
11. Tierische Proteine nur aus mageren Quellen (mageres Fleisch usw.)
12. Vollkorngetreide (möglichst wenig in Form von Mehl)
13. Keine Produkte, die raffiniertes Mehl oder raffinierten Zucker enthalten (oder nur in sehr geringen Mengen)
14. Wenig Koffein
15. Keine künstlichen Süßungsmittel, kein Maissirup (HFCS, High-Fructose Corn Syrup)
16. Keine Transfette (gehärteten Fette) und wenig gesättigte Fettsäuren (weniger als 5 Prozent der Kalorienzufuhr)
17. Häufiger essen
18. Kleinere Mahlzeiten
19. Frühstücken
20. Zwei bis drei Stunden vor dem Schlafen nichts mehr essen

Leitlinien für Ihre Mahlzeiten

Frühstück: Sollte jeden Tag Proteine enthalten, zum Beispiel Omega-3-Eier, Sojamilch-Shakes, Mandelmus oder andere Nussmus-Sorten.

Anzahl der Mahlzeiten: Alle vier Stunden etwas essen, um den Insulin- und Glukosespiegel im Gleichgewicht zu halten.

Snacks: Morgens und nachmittags einen Snack mit hohem Gehalt an pflanzlichen Proteinen verzehren, zum Beispiel eine Handvoll Mandeln.

Abendessen: Zwei bis drei Stunden vor dem Zubettgehen nichts mehr essen. Ein voller Bauch beeinträchtigt den Schlaf. Außerdem befindet sich Ihr Körper während des Schlafens in einem Speichermodus, daher fördert spätes Essen die Gewichtszunahme.

Zusammenstellung der Mahlzeiten: Um die Glykämische Last in dem gewünschten niedrigen Rahmen zu halten, bei jeder Mahlzeit (auch bei Snacks) Proteine, Fette und Kohlenhydrate in Form von Gemüse, Hülsenfrüchten, Obst, Nüssen und Samen kombinieren. Kohlenhydrate, die der Körper schnell aufnimmt, nicht solo verzehren – sie lassen den Blutzucker- und Insulinspiegel abrupt und steil ansteigen.

Nahrungsmittel, die Ihnen guttun

Je variantenreicher Sie die Nahrungsmittel für Ihren Speiseplan zusammenstellen, umso besser. Verwenden Sie nach Möglichkeit Bioprodukte.

Hülsenfrüchte: Häufig Hülsenfrüchte mit niedriger Glykämischer Last in die Mahlzeiten integrieren. Bei Linsen, Erbsen, Kichererbsen und Edamame (junge, grüne Sojabohnen) gelangen die Zuckermoleküle nur langsam ins Blut, was dazu beiträgt, eine übermäßige Insulinausschüttung zu verhindern. Eine übermäßige Insulinproduktion führt zu einer zu hohen Konzentration von Insulin im Blut (Hyperinsulinämie genannt), die mit zahlreichen Gesundheitsstörungen in Verbindung steht, zum Beispiel Herzproblemen, Übergewicht und Adipositas, hohem Blutdruck, hohem LDL-Cholesterinspiegel (»schlechtes« Cholesterin) und niedrigem HDL-Cholesterinspiegel (»gutes« Cholesterin).

Gemüse und Obst: Fünf bis neun Portionen pro Tag (Zutaten für Gerichte mitgerechnet). Ihr Gehalt an sekundären Pflanzenstoffen, wie Carotinoide, Flavonoide und Polyphenole, leisten bei der Vorbeugung nahezu aller Gesundheitsprobleme beste Dienste, ebenso für den Abbau von Übergewicht oder das Verlangsamen von Alterungsprozessen.

- Häufig Gemüse mit niedriger Glykämischer Last verzehren, zum Beispiel Spargel, Brokkoli, Kohl (alle Sorten), Rosenkohl und Spinat.
- Für ein optimales Obstprogramm empfehlen sich Beerenfrüchte, Kirschen, Pflaumen, Rhabarber, Birnen und Äpfel. Cantaloupe-Melonen und andere Honigmelonen, Weintrauben und Kiwi eignen sich ebenfalls, haben aber einen höheren Zuckergehalt. Gefrorene Beerenfrüchte (möglichst Bioprodukte) eignen sich gut für Shakes, Müslis oder Snacks.

Kräuter: Frische Kräuter bringen nicht nur Geschmack, sondern auch gesundheitlichen Nutzen mit sich. Rosmarin, Ingwer und Kurkuma zum Beispiel sind kraftvolle Antioxidantien und enthalten entzündungshemmende sowie entgiftende Substanzen.

Knoblauch und Zwiebeln: Diese beiden Zwiebelgewächse sind bekannt für ihren hohen Gesundheitswert. Insbesondere tragen sie dazu bei, den Cholesterinspiegel und den Blutdruck zu senken, enthalten reichlich Antioxidantien und besitzen entzündungshemmende sowie entgiftende Eigenschaften.

Nüsse und Samen: Rohe, ungesalzene Walnüsse, Pekannüsse, Macadamianüsse, Mandeln und Kürbiskerne sowie Leinsamen und andere Vertreter dieser nährstoffreichen »Knabberkost« sollten in Ihrem Vorratsschrank nicht fehlen.

Natives Olivenöl extra: Am besten verwenden Sie vorwiegend dieses kalt gepresste Öl. Es enthält entzündungshemmende Substanzen und Antioxidantien. In der offiziellen Güteklasse-Einteilung der EU, die sich hauptsächlich am Herstellungsverfahren des Olivenöls orientiert, nimmt es den ersten Platz ein. Nur Olivenöle, die alle Kriterien der Güteklasse I erfüllen, dürfen unter der Bezeichnung Natives Olivenöl extra (jeweils in der Sprache des Herkunftslandes) in den Handel kommen.

Fisch und Meeresfrüchte: In kalten Meeren lebende Speisefische wie Heilbutt, Heringe, Lachs und Sardinen enthalten gesundheitsfördernde essenzielle Fettsäuren, darunter Omega-3-Fettsäuren, die unter anderem entzündungshemmend wirken. Als »Notfallersatz« für frischen Fisch leistet Wildlachs in Dosen gute Dienste. Darüber hinaus liefern die genannten Fische und Schalentiere hochwertige Proteine.

Omega-3-Eier: Von diesen Eiern können Sie bis acht Stück in der Woche verzehren.

Fleisch und Geflügel: Bei diesen tierischen Proteinlieferanten lautet die Devise: wenig, gut (Bioprodukte) und mager – also stets die magersten Stücke von Hühner-, Puten- und Straußenfleisch oder von Rind-, Schweine- und Lammfleisch nehmen.

Sojaprodukte: Naturbelassene Sojaprodukte, wie reine Sojamilch, Tofu und Sojabohnen, sind reich an Antioxidantien und können dazu beitragen, das Risiko für Krebserkrankungen zu verringern und den Cholesterinspiegel zu senken. Außerdem wirken sie sich günstig auf den Insulin- und Blutzuckerhaushalt aus.

Schokolade: Dürfen Sie essen, jedoch nur die dunkle Variante mit mindestens 70 Prozent Kakaoanteil und maximal 50 bis 80 Gramm pro Tag.

Entzündungshemmende Nahrungsmittel: Dazu zählen Lieferanten von Omega-3-Fettsäuren wie die obengenannten Speisefische sowie purpurfarbene (polyphenolreiche) Beerenfrüchte, dunkelgrünes Blattgemüse, Süßkartoffeln und Nüsse.

Nahrungsmittel mit einem hohen Gehalt an Antioxidantien: Sie sollten ein häufiger Bestandteil Ihres Speiseplans sein! Reich an diesen hochwirksamen Stoffen sind zum Beispiel orangefarbenes und gelbes Gemüse oder dunkelgrünes Blattgemüse (Kohl, Spinat usw.). Die stark antioxidativen Anthocyane stecken zum

Beispiel in Roter Bete, Brombeeren, Himbeeren, blauen Weintrauben und Granatäpfeln. Das Antioxidans Trans-Resveratrol findet sich in roten Weintrauben, Heidelbeeren, Kirschen und Cranberries. Kurz gesagt: Jedes Obst und Gemüse, das Farbstoffe enthält, trägt auch Antioxidantien in sich.

Entgiftende Nahrungsmittel: Hilfreich für den Körper beim Verarbeiten und Abtransportieren giftiger Stoffe sind Gemüse aus der Familie der Kreuzblütengewächse, zum Beispiel Brokkoli, Grünkohl, Rosenkohl, Blumenkohl, Paksoi und Chinakohl, außerdem grüner Tee, Brunnenkresse, Löwenzahn, Artischocken, Koriandergrün, Knoblauch, abgeriebene Schale von (unbehandelten) Zitrusfrüchten, Granatapfel und sogar Kakao.

Ballaststoffreiche Nahrungsmittel: Ballaststoffe bilden einen bedeutenden Bestandteil der gesunden Ernährung. Da aus ballaststoffreicher Nahrung die Kohlenhydrate nur langsam aufgenommen werden, helfen sie, den Blutzuckerspiegel im Gleichgewicht zu halten. Außerdem tragen sie viel zu einem gesunden Stuhlgang und einem gesunden Verdauungstrakt bei. Pro Tag sollten Sie 30 bis 50 Gramm Ballaststoffe zu sich nehmen – in Form von Hülsenfrüchten, Nüssen, Samen, Vollkorngetreide, Obst und Gemüse.

Nahrungsmittel, die nicht auf Ihren Speiseplan passen

An der Spitze steht Nahrung mit geringem Nährwert, allen voran die Nahrungsmittel, die einen industriellen Be- und Verarbeitungsprozess hinter sich haben, zum Beispiel Fertig- bzw.

Halbfertigprodukte oder Junkfood (Nahrung mit geringem Nährwert). Wie der nachfolgende Überblick zeigt, steckt der Teufel aber auch im Detail.

Zutat oder Nahrungsmittel	Betroffen sind zum Beispiel ...
Raffiniertes Mehl (wie weißes Weizenmehl), raffinierter Zucker	Weißbrot, Kekse, Kuchen, aus raffiniertem Mehl hergestellte Pasta bzw. Nudeln, Frühstücksflocken (Cornflakes, Weizenpoppies und Ähnliches), Müslimischungen mit Zuckerzusatz
Maissirup (High-Fructose Corn Syrup/HFCS, Stärkesirup, Isoglucose, Maiszucker)	Softdrinks
Hoher Zuckergehalt und Lebensmittelzusätze in Getränken	Industriell verarbeitete Frucht- und Gemüsesäfte
Hoher Gehalt an Natrium (Salz) in konserviertem Gemüse	Industriell bearbeitetes Gemüse und Gemüsegerichte
Gehärtete oder teilweise gehärtete Fette (Transfette)	Kräcker, Kuchen, Kekse oder Schmelzkäse
Koffein	Kaffee (möglichst auf eine halbe Tasse pro Tag beschränken), Schwarztee (versuchen, auf grünen Tee umzusteigen)
Gekochtes Gemüse mit hohem Stärkeanteil (und damit hoher Glykämischer Last)	Kartoffeln, Mais und Wurzelgemüse wie Kohl- oder Steckrüben und Pastinake
Fische, die mit Blei und anderen Schadstoffen in einem nicht vertretbaren Maß kontaminiert sind	Schwertfisch, Thunfisch oder Barsche aus verschmutzten Gewässern

Mein Rat: Zu den Nahrungsmitteln, die Sie vermeiden sollten, zählen auch:

- Innereien sowie rotes Fleisch (Rind, Schwein, Wild usw.), das nicht aus der biologischen Landwirtschaft stammt.
- Milchprodukte – möglichst durch Produkte aus Soja-, Mandel- oder Haselnussmilch ersetzen, ansonsten in geringem Maß verwenden.
- Alkohol – möglichst nicht; wenn Alkohol, dann Rotwein, aber nicht mehr als drei Gläser pro Woche.

Nahrungsmittelunverträglichkeit – den Auslösern auf der Spur

Viele Menschen reagieren auf Nahrungsmittel mit gesundheitlichen Beschwerden und Gewichtszunahme. Bei einer Nahrungsmittelunverträglichkeit spielt eine Reihe von Faktoren eine ausschlaggebende Rolle, darunter nährstoffarme Nahrung, die voller Zucker und Transfette steckt und der es an Ballaststoffen, Vitaminen, Mineralstoffen und sekundären Pflanzenstoffen erheblich mangelt. Hinzukommt der Stress, dem unzählige Menschen tagtäglich ausgesetzt sind, und übermäßiger Konsum von Medikamenten wie Antibiotika, Antazida (Arzneimittel zur Neutralisierung der Magensäure) und Entzündungshemmern.

Die Rolle des Darms

Die genannten Faktoren können eine erhöhte Durchlässigkeit der Darmschleimhaut verursachen: das sogenannte Leaky-Gut-Syndrom (*leaky:* leck, undicht; *gut:* Darm). In diesem Fall haben die schädlichen Bakterien in der Darmflora (die aus bis zu 100 Billionen Bakterien besteht) erheblich überhandgenommen. Infolgedessen wird die zugeführte Nahrung nur noch teilweise verdaut, und unverdaute Nahrungspartikel (inklusive der normalen Verdauungsgifte) gelangen durch die durchlässige Darmwand in den Körper.

Die Darmschleimhaut verfügt über ein Immunsystem, das rund 60 Prozent unseres gesamten Immunsystems bildet. Bei einer gesunden Darmflora versperrt die Darmschleimhaut Giftstoffmolekülen beziehungsweise Verdauungsgiften den Weg in den Körper. Zusätzlich erkennt ihr Immunsystem mithilfe von Antikörpern (Immunglobuline, kurz Ig genannt) diese schädlichen Stoffe und macht sie unschädlich. Auch wenn ein Leaky-Gut-Syndrom vorliegt, kämpft das Immunsystem gegen die körperfeindlichen Stoffe, wobei es allerdings zu Reaktionen kommt, die uns krank machen. Das Ende vom Lied: Wir reagieren allergisch (genauer gesagt mit Überempfindlichkeitsreaktionen) auf die Nahrung, die wir zu uns nehmen.

Das überaus komplexe Feld der Allergien lässt sich im Rahmen dieses Buches nicht differenziert darstellen. Daher sei nur so viel gesagt: Ich spreche hier nicht von einer echten Allergie, der Immunglobulin-E-(IgE)-Allergie. Bei diesem Allergietyp tritt innerhalb von Minuten nach dem Kontakt mit dem Allergen eine extreme – mitunter lebensbedrohliche – Reaktion (anaphylaktischer Schock) auf. Hier geht es um eine IgG-Reaktion (Gammaglobulin, kurz IgG), die sich weniger dramatisch zeigt, zum Beispiel in Form von Müdigkeit, Schlafstörungen, Heißhunger, Gewichtszunahme, Nichterfolgen einer Gewichtsabnahme trotz entsprechender Bemühungen, »benebeltem« Gehirn, Reizdarmsyndrom, Postnasal-Drip-Syndrom (Schleim läuft den Rachen hinunter), Problemen mit den Nebenhöhlen, Kopfschmerzen, Ekzemen, Schuppenflechte, Autoimmunschwäche, Depressionen oder des Prämenstruellen Syndrom (PMS).

Weglassen fördert die Auslöser zu Tage

Probleme verursachen häufig glutenhaltige Nahrungsmittel, Milchprodukte und Eier. Diese Nahrungsmittel streichen Sie in der dreiwöchigen Phase I vollkommen von Ihrem Speiseplan. Es gibt zwar Tests, mit deren Hilfe sich herausfinden lässt, ob Sie auf diese oder auch andere Nahrungsmittel empfindlich reagieren. Doch wenn Sie Ihren Darm samt Immunsystem eine Zeitlang von dieser Nahrung verschonen, merken Sie gleich am eigenen Leib, ob und in welchem Maße sie mit Ihren Gewichts- und Gesundheitsproblemen zusammenhängen.

Auch wenn Sie noch nie Schwierigkeiten mit diesen Nahrungsmitteln hatten, sollten Sie sich auf deren »Verbannung« einlassen. In den letzten 20 Jahren habe ich unzählige Male erlebt, wie gut sich diese »Schwierigkeiten« verstecken und welche verblüffenden Veränderungen sich gerade durch das Ausschlussverfahren ergeben. Daher bitte ich Sie auch, in der Vorbereitungswoche tatsächlich auf Zucker (inklusive anderer Süßungsmittel), gehärtete Fette, Halbfertig- und Fertigprodukte,

Junkfood, Koffein und Alkohol zu verzichten. Ihr Körper dankt es Ihnen fast postwendend mit mehr Wohlbefinden, und Ihr Blickwinkel, was die Unverträglichkeit von Nahrungsmitteln betrifft, wird sich zweifellos weiten.

Freuen Sie sich, wenn Sie in der Phase II, der Aufbauphase, glutenhaltige Nahrungsmittel, Milchprodukte und Eier wieder verzehren, ohne dass sich negative Reaktionen zeigen. Schlägt die Nadel in die andere Richtung aus, verbannen Sie den oder die »Übeltäter« am besten vollständig aus Ihrem Speiseplan. Den Preis für den weiteren Verzehr verrät Ihnen Ihr neues Ernährungswissen: weniger Wohlbefinden.

Eine vollwertige Nahrung, für die Sie in diesem Buch ideale Rezepte finden, trägt sehr viel zur Heilung des Leaky-Gut-Syndroms bei. Manche Fälle erfordern jedoch die zusätzliche Zufuhr von Ballaststoffen, Probiotika (gesunden Mikroorganismen wie gesundheitsfördernden Bakterien), speziellen Nährstoffen und Omega-3-Fettsäuren. Für diese Maßnahmen müssen Sie unbedingt die Hilfe eines Arztes oder eines anderen Fachmanns in Anspruch nehmen!

Sanft von einer Phase zur anderen

Nach der Vorbereitungswoche und der dreiwöchigen Entgiftungsphase sollten Sie nicht von einem Tag auf den anderen all die Nahrungsmittel, die Sie in Phase I weggelassen haben, wieder einführen. *Widerstehen Sie dieser Versuchung!*

Überfrachten Sie Ihren Körper plötzlich mit Nahrung, die

Unverträglichkeitsreaktionen hervorruft, oder gar mit Zucker, Koffein und Alkohol, reagiert er ganz bestimmt nicht auf eine Weise, die Ihnen gefällt. Denken Sie an Ihr Ziel: gesund und schlank mit einem optimalen Stoffwechsel, der sich im Gleichgewicht befindet. Verlieren Sie jetzt die Geduld, pusten Sie vier Wochen, die Ihnen möglicherweise an der einen oder anderen Stelle einiges Stehvermögen abforderten, in den Wind. Und unabhängig davon, verweigert Ihr Körper Ihnen die Antwort auf die Frage »Gibt es Nahrungsmittel, auf die ich überempfindlich reagiere?«, wenn Sie ihn jetzt mit Veränderungen bombardieren. Also gehen Sie gelassen Schritt für Schritt vor!

Für den Übergang in die Phase II kann ich Ihnen zwei Möglichkeiten empfehlen:

- Sie fahren mit der Phase I fort, bis Sie Ihr angestrebtes Körpergewicht oder die gewünschten gesundheitlichen Fortschritte erreicht haben (beides natürlich in einem realistischen Rahmen). Nach meinen Erfahrungen reichen in der Regel drei Monate, um den vollen Nutzen aus der Entgiftungsphase zu ziehen. Danach besteht auch eine Chance, dass Ihr Körper Nahrungsmittel, auf die Sie vorher empfindlich reagiert haben, toleriert. Wichtig dabei ist allerdings, dass Sie diese Nahrungsmittel nur gelegentlich verzehren, was bedeutet: alle vier, fünf Tage und in mäßigem Umfang. Für den Übergang in die Phase II gelten die nachfolgenden Leitlinien.
- Sie gehen nach der dreiwöchigen Entgiftungsphase gleich in die Aufbauphase über, ebenfalls unter Beachtung der Leitlinien.

EINE WICHTIGE WARNUNG

Ganz gleich, wie wohl Sie sich nach Beendigung der Entgiftungsphase fühlen, kann sich das drastisch ändern, wenn Sie sofort wieder zu alten Essgewohnheiten zurückkehren. Warum?

Die Antwort ist einfach: Die allergischen Reaktionen können in einer *erheblich* stärkeren Ausprägung auftreten als jemals zuvor.

Allergische Reaktionen entstehen, wenn ein Antikörper (Immunglobuline) sich an ein Antigen bindet (Antigene sind artfremde Stoffe, häufig Proteine, gegen die das Immunsystem Abwehrmechanismen in Gang setzt). Wenn Sie die Nahrung, die allergische Reaktionen auslöst, weglassen, fehlen den Antikörpern die Antigene zum Andocken und damit entfallen die Reaktionen.

Durch das Weglassen der problematischen Nahrung können Sie die Antigene schnell loswerden. Leider dauert es Monate, bis der Körper die entsprechenden Antikörper beseitigt hat. Wenn Sie nun nach Beendigung der Entgiftungsphase zum Beispiel ein großes Stück Käse verzehren, stürzen sich die im Blut schwimmenden Antikörper vehement auf die fremden Proteine (Antigene), was zu plötzlichen höchst dramatischen allergischen Reaktionen führen kann.

Wahrscheinlich verstehen Sie nun noch etwas besser, welche Kraft Nahrung besitzt – sie kann Sie in den Himmel des Wohlbefindens, aber auch in die Hölle schicken. Damit Ihnen eine höllisch unangenehme Erfahrung erspart bleibt, beachten Sie bitte unbedingt die nachfolgenden Leitlinien und den »Fahrplan« für den Übergang von der Entgiftungs- zur Aufbauphase.

Leitlinien für den Übergang von der Entgiftungs- zur Aufbauphase

Unabhängig vom Zeitrahmen (vier Wochen oder später), den Sie sich für den Übergang von Phase I zu Phase II gesteckt haben, sollten Sie immer systematisch vorgehen. Dafür gebe ich Ihnen nachfolgend einige wichtige Leitlinien an die Hand.

Keinen Schlussstrich unter die Phase I ziehen

Mit dem Einstieg in die Aufbauphase schieben Sie die Gerichte der Entgiftungsphase nicht einfach beiseite. Sie brauchen auf nichts, was Ihnen in dieser Phase geschmeckt hat, zu verzichten. Sämtliche Phase-I-Rezepte können Sie in Ihren Speiseplan integrieren – möglichst für immer, da diese Gerichte den unschätzbaren Vorteil haben, weder Ihren Stoffwechsel noch Ihre Gesundheit zu beeinträchtigen.

Führen Sie ein Ernährungstagebuch

Machen Sie sich bitte die Mühe und führen Sie ein Ernährungstagebuch. Was Sie schwarz auf weiß besitzen, führt Ihnen die Zusammenhänge zwischen Nahrung, Wohlbefinden und Körpergewicht viel klarer vor Augen als die gedankliche Erinnerung. Außerdem fällt Ihnen die Feinabstimmung Ihres längerfristigen Speiseplans viel leichter, wenn Sie nachlesen können, was Ihnen persönlich gut, weniger gut oder gar nicht bekommt.

Beantworten Sie sich selbst jeden Tag – schriftlich – folgende Fragen:

- Was habe ich gegessen?
- Was habe ich getrunken?
- Welches Nahrungsmittel habe ich heute neu oder wieder eingeführt?
- Wie hat mein Körper auf dieses Nahrungsmittel reagiert? (Sparen Sie nicht an Details.)
- Wie viel körperliche Bewegung hatte ich heute? (Sie sollte ein fester Bestandteil Ihrer neuen gesünderen Lebensweise sein.)
- Wie geht es meinem Körper? Wie fühlt er sich an? Vital und energiegeladen? Irgendwelche Beschwerden?
- Wie geht es heute meiner Seele, meiner Stimmung? (Das ist ein ganz wichtiger Punkt, denn nicht nur Ihrem Körper, sondern auch Ihrer Seele soll die neue Ernährungsweise guttun.)
- Und nicht zuletzt: Dokumentieren Sie Ihr Körpergewicht, aber steigen Sie nicht dreimal am Tag auf die Waage, einmal, maximal zweimal in der Woche genügt.

Mein Rat: Durch das Tagebuch beschäftigen Sie sich intensiv mit sich selbst. Für manche mag das sogar ungewohnt sein. Aber bleiben Sie dran, denn mit solch einer schriftlichen Dokumentation verinnerlichen Sie Ihr neues Verhältnis zur Nahrung.

Beobachten Sie Ihren Körper

Nach dem Verzehr von ausgeschlossenen Nahrungsmitteln können die allergischen Reaktionen innerhalb von ein paar Minuten, aber auch im Verlauf von 72 Stunden eintreten. Zu den Reaktionen zählen: Müdigkeit, »benebeltes« Gehirn, Stimmungsschwankungen, Postnasal-Drip-Syndrom (Schleim läuft den Rachen hinunter), Kopfschmerzen, Schlafstörungen, Veränderungen der Haut wie Ausschlag oder Akne, Gelenk- und Muskelschmerzen, Probleme mit den Nebenhöhlen, Wasseransammlungen und selbstverständlich auch die ganze Bandbreite der Verdauungsstörungen wie Blähungen, Verstopfung, Durchfall, Sodbrennen usw. sowie Gewichtszunahme oder ein Stopp bei der Gewichtsabnahme. Notieren Sie alle Details in Ihrem Ernährungstagebuch.

Fahrplan für die Einführung ausgeschlossener Nahrungsmittel

Glutenhaltige Nahrungsmittel, Milchprodukte und Eier sind die Hauptauslöser von allergischen beziehungsweise überempfindlichen Reaktionen. Deshalb schließt mein Ernährungsprogramm sie in der Entgiftungsphase aus. Aus verschiedenen Gründen – wie hoher Zuckergehalt, Allergiepotenzial oder hoher Gehalt an gesättigten Fettsäuren – habe ich darüber hinaus noch andere Nahrungsmittel ausgeschlossen: Essig außer Reisweinessig, Honig, Agavendicksaft, Fruchtsaft, Trockenfrüchte und Hühnerfleisch bis auf die Hühnerbrust.

Wie schon erwähnt, wird ein stattlicher Teil der in der Entgiftungsphase ausgeschlossenen Nahrungsmittel später wieder eingeführt. Um den Übergang sanft zu gestalten, legen Sie Ihr Augenmerk auf folgende »Goldene Leitlinien«:

Reihenfolge der Einführung ausgeschlossener Nahrungsmittel

- Eier
- Glutenhaltige Nahrungsmittel; Gluten ist zum Beispiel enthalten in Weizen, Roggen, Gerste, Hafer, Dinkel, Kamut.
- Milchprodukte, also Kuhmilch, Käse, Butter, Kuhmilchjoghurt
- Alkohol – maximal ein Glas pro Tag, am besten Rotwein

Was Sie beim Wiedereinführen von Nahrungsmitteln beachten sollten

- Die drei Hauptauslöser von allergischen Reaktionen – Eier, glutenhaltige Nahrungsmittel und Milchprodukte – am besten erst in der zweiten Hälfte der Aufbauphase einführen. Bei allen Rezepten ist vermerkt, wenn sie *nicht* in dem Gericht enthalten sind. Die Anmerkungen lauten: glutenfrei, ohne Milchprodukte, eifrei.

- Die nachfolgenden Empfehlungen für zu bevorzugende und zu vermeidende Nahrungsmittel beachten.
- Die Nahrungsmittel nacheinander einführen, das gilt ganz besonders für die Hauptauslöser.
- Bis zur Wiedereinführung des nächsten Nahrungsmittels jeweils etwa drei Tage Zeit lassen, um die Reaktion des Körpers zu beobachten (Tagebucheinträge nicht vergessen).
- Das Nahrungsmittel (oder die Nahrungsmittelgruppe), das allergische Reaktionen verursacht hat, 90 Tage lang weglassen und erst dann wieder einführen – mit der bereits erwähnten Beschränkung, es nur alle vier, fünf Tage zu verzehren.
- Scheitert der zweite Wiedereinführungsversuch, bleibt nur der gänzliche oder sehr langfristige Verzicht, wenn Sie nicht andauernd unter den entsprechenden Symptomen leiden wollen.

Was Sie möglichst auf Dauer meiden sollten

Die nachfolgenden Produkte beziehungsweise Inhaltsstoffe sollten Sie möglichst vollkommen von Ihrem Speiseplan streichen, auf jeden Fall aber während der Entgiftungs- und Aufbauphase.

- Nahrungsmittel aus raffinierten (stark bearbeiteten) Mehlsorten; zum Beispiel weißes Brot, Brötchen aller Art und Pasta, aber auch Pizza- oder Wrap-Teig.

- Zucker und Nahrungsmittel mit hohem Zuckeranteil, zum Beispiel Bonbons, Kekse und anderes Gebäck, aber auch gezuckertes Müsli und gesüßte Getränke.
- Maissirup (auch Stärkesirup, Isoglucose, Corn Sirup oder Maiszucker genannt) ist ein Süßungsmittel mit einem sehr hohen Fruktoseanteil, das zum Beispiel häufig Softdrinks zugesetzt wird.
- Künstlich hergestellte Süßstoffe wie Aspartam (E 951), Saccharin (E 954), Acesulfam K (E 950) und Sucralose (E 955).
- Zuckeralkohole beziehungsweise Polyalkohole wie die Zuckeraustauschstoffe Sorbit (E 420; Synonyme: Sorbitol und Glucitol), Mannit (E 421, Synonym: Mannitol), Maltit (E 965), Laktit (E 966) oder Xylit (E 967, Synonym: Xylitol).
- Künstliche Farbstoffe.
- Gehärtete und teilweise gehärtete Fette.
- Raps- und Erdnussöl.
- Synthetische Fettersatzstoffe (sind im deutschsprachigen Raum noch nicht so weit verbreitet, eines der bekanntesten Produkte ist Olestra®).
- Gesundheitlich bedenkliche Zusatzstoffe wie Kaliumbromat, Propylgallat (E 310), Natriumnitrit (E 250) Natriumnitrat (E 251).
- Koffeinhaltige Getränke (Kaffee, Tee, Cola-Getränke usw.) und sogenannte Energydrinks.

Hinweis: Ausführliche Informationen über die Lebensmittelzusatzstoffe bietet die Liste der E-Nummern, in der alle EU-weit zugelassenen Zusatzstoffe aufgeführt und erklärt sind (siehe »Weiterführende Literatur«, Seite 240 f. und »Weiterführende Websites«, Seite 241 ff.).

Nahrungsmitteltipps für die erste Hälfte der Aufbauphase

Schauen Sie sich in den ersten Wochen der Aufbauphase die Rezepte noch etwas genauer an. Um den Übergang von Phase I zu Phase II sanft zu gestalten, wählen Sie die Gerichte, bei denen zu Beginn glutenfrei, ohne Milchprodukte, eifrei vermerkt ist. Greifen Sie ganz nach Belieben auf die Rezepte der Entgiftungsphase zurück.

Bevorzugen Sie in der ersten Hälfte der Aufbauphase folgende Nahrungsmittel:

- Frisches Obst, ausgenommen Zitrusfrüchte, Ananas und Trockenfrüchte
- Rohes und schonend gegartes Gemüse aller Art, darunter Artischocken, außerdem Blattsalate, Avocados und Oliven
- Glutenfreies Getreide wie Quinoa, Buchweizen und Hirse
- Hülsenfrüchte und Naturreis
- Kaltgepresste Speiseöle aus Nüssen und Samen, zusätzlich zum nativen Olivenöl extra (ausgenommen Raps- und Erdnussöl)

- Kräuter und Gewürze wie Rosmarin, Koriandergrün, Knoblauch, Ingwer, Kurkuma oder Currypulver
- Fleisch wie Lamm- und Rindfleisch

Meiden Sie in der ersten Hälfte der Aufbauphase folgende Nahrungsmittel

- Eier
- Glutenhaltige Nahrungsmittel (Weizen, Roggen, Gerste, Hafer, Dinkel, Kamut)
- Milchprodukte (Milch, Käse, Butter, Kuhmilchjoghurt)
- Zucker in jeder Form, inklusive Haushaltszucker, Honig, Ahorn- oder Maissirup
- Alkohol

Mein Rat: Nutzen Sie in der zweiten Hälfte der Aufbauphase die ganze Bandbreite der Rezepte, um Ihren Speiseplan abwechslungsreich zu gestalten. Halten Sie sich stets an die »Goldenen Leitlinien«, damit sich Ihr Körper samt Ihrem Stoffwechsel möglichst sanft an Ihre neue Ernährungsweise gewöhnen kann. Genießen Sie das gesunde Essen, und kehren Sie möglichst nie wieder zu Ihren alten Essgewohnheiten zurück. Nehmen Sie das Megabolic-Ernährungsprogramm beim Wort: Es ist eine Ernährungsweise, die Ihnen ein Leben lang zu mehr Gesundheit und einem gesunden Körpergewicht verhilft.

Einkaufs- und Küchentipps, die Ihnen den Start erleichtern

Gesundes einkaufen

Wer in Sommerkleidchen und Stöckelschuhen eine Bergwanderung unternimmt, handelt grob fahrlässig. Nicht viel anders verhält es sich bei Ihrer jetzigen Reise zu Ihrem optimalen Stoffwechsel und einer schlankeren Figur. Sie brauchen das passende Rüstzeug – sprich: die geeigneten Lebensmittel. Die Wanderkarte steuere ich in Form von detaillierten Anleitungen und ausführlichen Informationen bei, für die Ausrüstung und Ausführung sind Sie zuständig. Fangen wir beim Einkaufen an.

Stolperstein: Etiketten auf den Lebensmitteln

Leider kann ich Ihnen nicht einfach raten: »Kaufen Sie nichts mit einem Etikett«, weil auch die vollwertige Nahrung in allen möglichen Verpackungen in den Handel kommt, wie Sie in jedem Bioladen sehen können. Und manches Vollwertige steht in den ganz normalen Regalen, zum Beispiel Dosentomaten ohne Zusatzstoffe. Der Blick auf die Etiketten der Lebensmittel bleibt Ihnen also leider nicht erspart, um sicherzugehen, dass nicht Nahrungsmittel in Ihrem Einkaufskorb landen, die den Zielen des Megabolic-Ernährungsprogramms entgegenstehen. Nachfolgend ein paar Hilfestellungen.

Bunte Bilder: Die Lebensmittelhersteller setzen optisch und emotional ansprechende Abbildungen ein, um Sie zu verführen, ohne langes Nachdenken nach dem Produkt zu greifen. Das heißt: Einmal tief durchatmen und die Zutatenliste lesen.

Die Zutatenliste: Diese Listen haben eine »Rangordnung«. Die Hauptzutat steht am Anfang der Liste, dann folgen die anderen Zutaten in absteigender Folge, ganz zum Schluss findet sich die Zutat mit der kleinsten Menge. Für Sie gilt als Faustregel: Je weiter oben Zucker und Natrium (Salz) stehen, desto weniger ist das Produkt für Sie geeignet.

»Problematische« Stoffe: Wenn sich herausgestellt hat, dass Sie auf irgendetwas allergisch reagieren (Gluten, Erdnüsse usw.), muss der prüfende Blick auf die Inhaltsstoffe zur Routine werden.

Zusatzstoffe: In dem nachfolgenden Überblick finden Sie Lebensmittelzusatzstoffe, die auf keinen Fall auf Ihrem Teller landen sollten. Ist eine Zutatenliste mit für Sie unverständlichen Begriffen überfrachtet, heißt es: stehen lassen.

Informieren: Bei der Fülle der gesetzlich erlaubten Lebensmittelzusatzstoffe kann man wirklich nicht alles kennen. Was harmlos wirkt, kann Ihnen schaden, was Ihnen völlig schleierhaft vorkommt, kann unbedenklich sein. Nutzen Sie die seriösen Informationsquellen, die Ihnen heutzutage zur Verfügung stehen, seien es Broschüren von Krankenkassen, Ernährungsberatungsstellen oder fachkundige Quellen im Internet.

Funktionelle Lebensmittel: Darunter versteht man Nahrungsmittel, die Zusätze enthalten, die eine bestimmte gesundheitliche Wirkung ausüben sollen, zum Beispiel Joghurts mit aktiven Bakterienkulturen, die einen günstigen Einfluss auf den Stoffwechsel haben. Auch Vitamin- oder Kalziumzusätze werden als Gesundheitsnutzen beworben. Doch was nützt das Ihnen, wenn auf der Zutatenliste Zucker oder ein anderer »problematischer« Stoff auftaucht? Mit vollwertiger Nahrung fahren Sie besser!

Konserven: Trotz meines Plädoyers für frische Kost finden Sie in den Rezepten auch Dosenware. Allerdings beschränkt es sich weitgehend auf Hülsenfrüchte (deren Zubereitung sehr lange dauert) und Tomaten. Dabei gilt jedoch: Die Produkte sollten keinen Zucker und möglichst wenig Salz enthalten. Details, die sich auf Inhaltsstoffe von Würzmitteln, wie zum Beispiel Sojasauce, beziehen, finden Sie im Glossar am Ende des Buches. Außerdem geben auch die Zutatenlisten der Kochrezepte Auskunft, welches Produkt idealerweise verwendet werden sollte.

Was Sie aus Ihrer Küche und Ihrem Einkaufskorb verbannen sollten

Lesen Sie die Zutatenliste der Nahrungsmittel, und verbannen Sie alles, was Folgendes enthält, aus Ihrer Küche und Ihrem Einkaufskorb – am besten für immer:

- Gehärtete und teilweise gehärtete Fette (Transfette).
- Süßstoffe wie Aspartam (E 951), Saccharin (E 954), Acesulfam K (E 950) und Sucralose (E 955).
- Zuckeralkohole beziehungsweise Polyalkohole wie die Zuckeraustauschstoffe Sorbit (E 420; Synonyme: Sorbitol und Glucitol), Mannit (E 421, Synonym: Mannitol), Maltit (E 965), Laktit (E 966) oder Xylit (E 967, Synonym: Xylitol).
- Künstliche Farbstoffe, einen guten Hinweis bilden die Aufschriften »gefärbt« oder »mit Farbstoff«, die auf Lebensmitteln mit deklarationspflichtigen Farbstoffen stehen müssen.
- Konservierungsstoffe, die Verwendung muss mit namentlicher Nennung auf der Verpackung deklariert werden (»Mit Konservierungsstoff ...).
- Geschmacksverstärker wie Glutamate, die in Brühwürzen, Fertigsuppen und anderen Fertiggerichten häufig zu finden sind.
- Synthetische Antioxidantien wie Propyllgalat (E 310), das zum Beispiel bei Knabbererzeugnissen auf Getreidebasis oder verzehrfertigen Kartoffelerzeugnissen (in trockener Form) zugelassen ist.
- Schwefeldioxid und Sulfite, die als Konservierungsstoff in Wein, Trockenfrüchten oder Pommes frites enthalten sind und bei manchen Menschen Kopfschmerzen oder allergische Reaktionen hervorrufen.

Vollwertig kaufen

Das Megabolic-Ernährungsprogramm basiert auf vollwertiger Nahrung, also auf frischen Nahrungsmitteln und auf Lebensmitteln, die so wenig wie nur möglich Bearbeitungsprozessen unterzogen wurden. Außerdem sollten sie die notwendige Menge jener Nährstoffe enthalten, die Ihren Stoffwechsel im Gleichgewicht und in Schwung halten. Zur Verinnerlichung liste ich Ihnen die Favoriten hier noch einmal auf.

Ballaststoffreiche Nahrungsmittel

Hülsenfrüchte
Vollkorngetreide
Gemüse
Obst
Nüsse
Samen

Nahrungsmittel mit hochwertigen Proteinen

Hülsenfrüchte
Naturbelassene Sojaprodukte wie Tofu, Edamame (junge, grüne Sojabohnen) und Tempeh
Nüsse
Eier
Fisch
Mageres Fleisch von Lamm, Rind und Schwein
Geflügel (bevorzugt ohne Haut)

Nahrungsmittel mit gesunden Fetten

Fischöl
Natives Olivenöl extra, Walnuss-, Traubenkern-, Kokos- und Leinsamenöl
Avocado
Nüsse
Samen
Nussmus (wie Mandel- und Cashewmus)

Nahrungsmittel mit gesunden Kohlenhydraten

Gemüse
Obst
Hülsenfrüchte
Vollkorngetreide

Leckeres voller Antioxidantien: die Top 20

Die Erkenntnisse über die Aktivitäten von Antioxidantien in Nahrungsmitteln nehmen ständig zu. Wissenschaftler messen in einem speziellen Verfahren die ORAC (Oxygen Radical Absorbance Capacity), die Fähigkeit eines Nahrungsmittels, Freie Radikale zu absorbieren (sie zu neutralisieren beziehungsweise zu entschärfen). Das Ergebnis der Messung ergibt den ORAC-Wert (auch ORCA-Einheit genannt). Je höher dieser Wert ist, desto besser schützt das Nahrungsmittel vor den schädlichen Auswirkungen der Freien Radikale. Die Top 20 der sogenannten ORAC-Nahrungsmittel als Dauerposten auf Ihren Einkaufszettel zu setzen lohnt sich – zumal sie alle köstlich schmecken. Durch die kontinuierlich weiter betriebenen Messungen rücken möglicherweise mit der Zeit andere Nahrungsmittel auf die ersten Plätze, doch inzwischen können Sie Ihre Geschmacksknospen mit folgenden »Radikalfängern« erfreuen:

1. wild wachsende Blaubeeren/Heidelbeeren
2. Kidneybohnen
3. Pintobohnen
4. kultivierte Blaubeeren/Heidelbeeren
5. Cranberries
6. Artischocken (gekocht)
7. Brombeeren
8. Trockenpflaumen
9. Himbeeren
10. Erdbeeren
11. Spinat
12 rote Weintrauben
13. Granatapfel
14. Apfelsorte: rote Delicious
15. Apfelsorte: Granny Smith
16. Pekannüsse
17. Süßkirschen
18. Pflaumen (Zwetschgen)
19. schwarze Bohnen
20. Apfelsorte: Gala

Biokost – wann immer möglich

Ohne Zweifel sind Bioprodukte wie Obst und Gemüse, die ohne Pestizide oder Herbizide heranwachsen, und Fleisch ohne »Hormon- oder Medikamentenladung« für eine gesunde Ernährung besser geeignet als die Produkte der konventionellen Landwirtschaft. Doch nicht jeder kann seinen gesamten Speiseplan mit Biokost bestreiten. Doch jeder kann auf die Inhaltsstoffe und die Frische von Nahrungsmitteln achten. Suchen Sie sich Einkaufsquellen, wo die frische Kost auf dem kürzesten Weg im Verkauf landet. Schauen Sie sich in der Region um. Eine Art Frische- und Nährwertgarantie bieten Ihnen Wochenmärkte, Verkauf ab Hof und natürlich Obst und Gemüse, das gerade Saison hat.

Achten Sie auch bei Fisch und Meeresfrüchten auf eine gute Qualität. Ein stattlicher Teil dieser Meeresbewohner stammen von Fischfarmen, bei denen es aber auch erhebliche Unterschiede gibt. Die marine Biokost kommt aus einer kontrolliert-zertifizierten ökologischen Aquakultur (die Ware ist gekennzeichnet, wenn auch noch nicht einheitlich). Biofisch finden Sie in Bioläden, im Fischfachhandel und in guten Supermärkten. Die ökologischen Richtlinien sichern größtmögliche Schadstofffreiheit; eine gute Informationsquelle ist die EFSA (Europäische Behörde für Lebensmittelsicherheit), die zum Beispiel auch über die Quecksilberbelastung von Fisch informiert (siehe »Weiterführende Websites«, Seite 241 ff.).

GESUNDES TRINKWASSER

Die Trinkwasserverordnung gewährleistet die Sicherheit des Trinkwassers bis zum Hausanschluss. Aus verschiedenen Gründen lohnt es sich, ein Wasserreinigungssystem, zum Beispiel eine Osmoseumkehranlage, im eigenen Haus oder Haushalt zu installieren. Neutrale Auskunft über die Trinkwasserqualität in Ihrer Region bekommen Sie bei Verbraucherverbänden oder Umweltschutzorganisationen. Über die detaillierten Wasserwerte informiert Sie Ihr örtliches Wasserversorgungsunternehmen.

Kaufen Sie Mineralwasser, sollten Sie Flaschen aus Glas oder Hartplastik bevorzugen. Weichplastikflaschen können giftige Stoffe, wie Bisphenol oder Phthalate, abgeben, die in Verdacht stehen, Hormonstörungen und Unfruchtbarkeit hervorzurufen.

Ein kleiner Küchen-Check

Eine praktikable Küchenausrüstung hat nicht nur etwas mit der reibungsloseren Zubereitung der Mahlzeiten zu tun, sondern auch etwas mit Ihrer Gesundheit, zum Beispiel in Form von nährstoffschonendem Kochen. Wahrscheinlich ist Ihre Küche bestens ausgestattet, doch machen Sie trotzdem einen kleinen Check-up. Die nachfolgend aufgelisteten Küchenutensilien sind kein Muss, haben sich aber bei der Durchführung des Megabolic-Ernährungsprogramms bewährt.

Ich empfehle Ihnen folgende Küchenutensilien:

1 Satz hochwertige, scharfe bzw. gut zu schärfende Messer (Küchenmesser, Fleischmesser usw.)
2 größere Schneidebretter aus Holz, eines für tierische Produkte, ein anderes für Gemüse und Obst
2 antihaftbeschichtete Pfannen, 20 cm und 30 cm Durchmesser (Keine Billigpfannen, sondern eine *sehr* hochwertige Qualität!)
1 großer Suppentopf (6 bis 10 Liter) mit Deckel
1 kleiner Topf (1 Liter) mit Deckel
1 mittelgroßer Topf (2 bis 3 Liter) mit Deckel
1 antihaftbeschichtete Grillplatte bzw. Grillpfanne (28 x 28 cm)
2 Auflaufformen in unterschiedlicher Größe
1 Kuchenblech, 2 Backbleche mit hohem Rand
Küchenmaschine
Mixer, Stabmixer
Kaffeemühle (zum Mahlen von Leinsamen)
Dosenöffner
Bratenthermometer
Schneebesen
Küchenzange
Fischwender, Pfannenwender
Messbecher
Schöpfkelle
Zitruspresse, Knoblauchpresse
Gemüsehobel
feine Reibe
Mörser
Pergamentpapier (Backpapier)

TIPPS ZU DEN REZEPTEN

Mit der Schöpfkelle oder dem Messbecher lassen sich bei vielen Gerichten die Portionen schnell abmessen, manchmal geht das Abwiegen rascher. Bei vielen Gerichten hilft auch einfach das Augenmaß. Auf ein paar Salatblätter oder Reiskörner mehr oder weniger kommt es im Endeffekt nicht an.

Ein sehr nützliches Utensil fürs Portionieren und beim Umgang mit den Portionsangaben ist eine Schöpfkelle, die einen Achtelliter fasst. Probieren Sie einfach Ihre Schöpfkellen aus. In der Regel passt die Suppenkelle genau.

Die Angaben der Nährwerte bei jedem Rezept sind die beim Entwickeln der Rezepte ermittelten Werte; sie dienen *nicht* dazu, um Kalorie für Kalorie zu zählen oder den Fettgehalt milligrammgenau zu kontrollieren. Vielmehr sollen diese Angaben Ihnen das Gespür vermitteln, welche Inhaltsstoffe in einer ausgewogenen, gesunden Mahlzeit stecken, sodass Sie über einen Leitfaden für die eigenständige Gestaltung Ihres Speiseplanes verfügen. Je nach individueller Auswahl der Produkte (Obst, Gemüse usw.) sind naturgemäß Abweichungen möglich. Dies spielt jedoch keine Rolle, solange die angegebenen Mengen der Zutaten nicht deutlich überschritten werden.

100 köstliche Rezepte, die Ihrer Gesundheit und Figur guttun

Phase 1

Vorspeisen und Snacks

Indisch gewürzte Cashewkerne

Phase 1: Entgiftung
glutenfrei
ohne Milchprodukte
eifrei
vegetarisch
schnell

8 Portionen
Portion: ca. 30 g
Ergibt: ca. 240 g
Vorbereitungszeit: 10 Minuten
Garzeit: 10 Minuten

Diese Cashewkerne besitzen ein feines Curryaroma. Am besten schmecken sie, wenn man sie frisch zubereitet und noch warm verzehrt.

240 g rohe ungesalzene Cashewkerne
2 TL natives Olivenöl extra
1 TL Madras-Currypulver
½ TL naturreines Salz
½ TL gemahlener Koriander
½ TL gemahlener Kreuzkümmel

½ TL Zimtpulver
½ TL gemahlene Bockshornkleesamen
½ TL Cayennepfeffer

Den Backofen auf 150° C vorheizen.

Die Cashewkerne und das Olivenöl auf einem Backblech mischen, bis die Kerne mit Olivenöl überzogen sind.

Die Gewürze in eine kleine Schüssel geben und mischen, dann über die Cashewkerne streuen. Die Kerne wenden, bis sie mit der Gewürzmischung rundum überzogen sind.

Die Cashewkerne 10 Minuten im vorgeheizten Ofen backen, bis sie goldbraun sind und würzig duften. Warm servieren.

Nährwerte pro Portion: Brennwert 210 Kalorien; Fett 17 g (gesättigte Fette 3,3 g), Cholesterin 0 mg, Ballaststoffe 1 g, Proteine (Eiweiß) 5 g, Kohlenhydrate 12 g, Natrium 123 mg

Marinierte Oliven provenzalisch

Phase 1: Entgiftung
glutenfrei
ohne Milchprodukte
eifrei
vegetarisch

8 Portionen
Portion: 2 Esslöffel
Ergibt: ca. 180 g
Vorbereitungszeit: 10 Minuten
Marinierzeit: mehrere Stunden

Diese Oliven schmecken würzig, sind aber ziemlich scharf (eventuell weniger Chiliflocken nehmen). Für das Rezept eignen sich große schwarze und grüne Oliven gut, ideal sind zum Beispiel fleischige

Sorten wie die griechischen Kalamata-Oliven oder die italienischen Gaeta- und Cerignola-Oliven.

160 g ganze schwarze und grüne Oliven
4 EL natives Olivenöl extra
2 Orangenzesten, jede ca. 4 cm lang
2 mittelgroße Knoblauchzehen, geschält und nur kurz mit dem flachen Messer angedrückt
1 TL frisch gepresster Zitronensaft
¾ TL zerdrückte Chiliflocken
¼ TL schwarzer Pfeffer aus der Mühle
2 Thymianzweige

Alle Zutaten in eine mittelgroße Schüssel geben und gründlich mischen. Zum Marinieren die Schüssel mit Frischhaltefolie verschließen und mehrere Stunden, am besten über Nacht, in den Kühlschrank stellen.

Vor dem Servieren die Schüssel so frühzeitig aus dem Kühlschrank nehmen, dass die Oliven Zimmertemperatur annehmen können. Den Knoblauch herausnehmen.

Nährwerte pro Portion: Brennwert 104 Kalorien; Fett 10,5 g (gesättigte Fette 1,4 g), Cholesterin 0 mg, Ballaststoffe 0,8 g, Proteine (Eiweiß) 0,2 g, Kohlenhydrate 1,5 g, Natrium 231 mg

Gerösteter Tomaten-Knoblauch-Dip

Phase 1: Entgiftung
glutenfrei
ohne Milchprodukte
eifrei
vegetarisch

4 Portionen
Portion: 4 Esslöffel
Ergibt: ¼ l
Vorbereitungszeit: 15 Minuten
Garzeit: 30 Minuten

Der pikante Dip eignet sich zusammen mit rohem Gemüse bestens als Vorspeise

½ mittelgroße Knolle Knoblauch
½ TL und 4 EL natives Olivenöl extra
¼ TL naturreines Salz
½ TL schwarzer Pfeffer aus der Mühle
500 g Kirschtomaten, geviertelt (sehr kleine halbiert)
2 TL fein zerkleinerte glatte Petersilie
4 Basilikumblätter, in feine Streifen geschnitten

Den Backofen auf 200° C vorheizen.

Die Knoblauchknolle waagerecht halbieren. Die Hälften auf ein Stück Alufolie setzen und den halben Teelöffel Olivenöl darüberträufeln. Mit jeweils 1 Prise Salz und Pfeffer bestreuen. Den Knoblauch fest in die Alufolie einpacken. Kurz beiseitelegen.

Tomaten, die 4 Esslöffel Olivenöl, das restliche Salz sowie den restlichen Pfeffer in eine Schüssel geben und gründlich mischen. Das Knoblauchpäckchen in die Mitte eines großen Backblechs legen und die Tomaten in einer Schicht auf dem Blech verteilen. Das Ganze im vorgeheizten Ofen 30 Minuten backen, bis die Tomaten leicht gebräunt sind.

Die Tomaten in eine Schüssel füllen. Den Knoblauch auspacken. Die einzelnen Zehen schälen und zu den Tomaten geben. Zum Schluss die Petersilie und das Basilikum unterheben.

Nährwerte pro Portion: Brennwert 165 Kalorien; Fett 14 g (gesättigte Fette 2 g), Cholesterin 0 mg, Ballaststoffe 2 g, Proteine (Eiweiß) 2 g, Kohlenhydrate 9 g, Natrium 128 mg

Sonntags-Dip auf mexikanische Art

Phase 1: Entgiftung
glutenfrei
ohne Milchprodukte
eifrei
vegetarisch
schnell

12 Portionen
Portion: 4 Esslöffel
Ergibt: 720 ml
Zubereitungszeit: 20 Minuten

Dieser pikante Dip wird in Schichten auf einer Platte oder einem großen Teller angerichtet. Refried Beans – ein Püree aus Schwarzen Bohnen – sind ein fester Bestandteil der Tex-Mex-Küche, zum Beispiel als Tortilla-Füllung. Das Bohnenpüree bekommen Sie als Dosenware in Supermärkten, die Originalzutaten der Tex-Mex-Küche führen. Auf der Dosenbanderole steht »Refried Beans«, manchmal aber auch die spanische Bezeichnung »Frijoles Refritos Negros« – das hängt vom Hersteller bzw. Lieferanten ab. Manche Hersteller bereiten das

Bohnenpüree mit Schweineschmalz zu, aber für dieses Rezept eignet sich nur die vegetarische Version, daher unbedingt auf die Zutatenliste schauen. Die ideale pikant-scharfe Würze bringen die Jalapeño-Chilischoten mit sich, die es in Dosen oder Gläsern in gut sortierten Supermärkten zu kaufen gibt. Frische Jalapeños sind selten in gängigen Läden zu finden.

1 Dose vegetarisches Bohnenmus (Refried Beans)
1 mittelgroße Avocado, halbiert, entsteint, geschält und klein gewürfelt
1 kleine rote Zwiebel, geschält und fein gewürfelt
1 TL fein gewürfelte Jalapeño-Chilischoten
2 TL frisch gepresster Limettensaft
1 TL fein zerkleinerter Oregano
3 EL zerkleinertes Koriandergrün
½ TL naturreines Salz
1 Portion geröstete Paprikaschoten (siehe Rezept Seite 135 f.), klein gewürfelt
150 g Tomaten, klein gewürfelt

Das Bohnenpüree auf einem großen flachen Teller oder in einer flachen Schüssel gleichmäßig dick verstreichen.

Avocado, Zwiebeln, Chilischoten, Limettensaft, Oregano, 2 Esslöffel Koriandergrün sowie das Salz in eine Schüssel geben und mischen. Die Mixtur auf dem Bohnenpüree verteilen. Nacheinander die Paprika- und Tomatenwürfel sowie das restliche Koriandergrün darüberstreuen.

Nährwerte pro Portion: Brennwert 45 Kalorien; Fett 3 g (gesättigte Fette 0,5 g), Cholesterin 0 mg, Ballaststoffe 2 g, Proteine (Eiweiß) 1 g, Kohlenhydrate 5 g, Natrium 167 mg

Suppen

Endivien-Reis-Suppe

Phase 1: Entgiftung
glutenfrei
ohne Milchprodukte
eifrei
vegetarisch (bei Verwendung von Gemüsebrühe)

6 Portionen
Portion: ¼ l
Ergibt: 1,5 l
Vorbereitungszeit: 15 Minuten
Garzeit: 40 Minuten

Diese dicke, herzhafte Herbst- und Wintersuppe besitzt einen köstlichen Geschmack. Die Hauptzutat ist der Eskariol (Winterendivie), der landläufig Endiviensalat genannt wird.

1 Kopf Endiviensalat (Eskariol)
3 EL natives Olivenöl extra
3 Schalotten, geschält und fein gewürfelt
1 große Stange Staudensellerie, in feine Scheiben geschnitten
½ TL naturreines Salz
180 g Naturreis (brauner Reis)
1 l salzarme Bio-Gemüse- oder Hühnerbrühe
¼ TL schwarzer Pfeffer aus der Mühle

Welke und beschädigte äußere Blätter vom Eskariol entfernen. Den Strunkansatz abschneiden und den Salat waschen. Sehr breite Blätter halbieren und alle Blätter in 1 cm breite Streifen schneiden.

Das Olivenöl in einem großen Topf bei mittlerer Hitze heiß werden lassen. Schalotten und Staudensellerie hinzufügen und unter Rühren 2 bis 3 Minuten andünsten, bis die Schalotten glasig sind. Das Salz darüberstreuen. Den Reis zugeben und rühren, bis alle Reiskörner mit Olivenöl bedeckt sind. Die Endivienstreifen unterheben und etwa 5 Minuten rühren, bis sie zusammengefallen sind. Die Brühe zugießen und das Ganze zum Köcheln bringen. Bei geringer Hitze etwa 35 Minuten köcheln lassen, bis der Reis weich ist. Zum Schluss den Pfeffer unterrühren.

Nährwerte pro Portion: Brennwert 196 Kalorien; Fett 9 g (gesättigte Fette 2,1 g), Cholesterin 6 mg, Ballaststoffe 3 g, Proteine (Eiweiß) 7 g, Kohlenhydrate 21 g, Natrium 333 mg

Suppe aus dreierlei Pilzen

Phase 1: Entgiftung
glutenfrei
ohne Milchprodukte
eifrei
vegetarisch (bei Verwendung von Gemüsebrühe)

8 Portionen
Portion: ¼ l
Ergibt: 2 l
Vorbereitungszeit: 30 Minuten
Garzeit: 45 Minuten

Drei unterschiedliche frische Pilzarten bzw. -sorten verleihen dieser Cremesuppe die intensive erdige Pilznote. Frische Shiitake (der Name bedeutet: Pilz [take], der am Pasaniabaum [shii] wächst) bekommen Sie in größeren Asialäden sowie gut sortierten Obst- und Gemüseläden.

500 g weiße Champignons
220 g Egerlinge
220 g Shiitake(-Pilze)
2 EL natives Olivenöl extra
1 mittelgroßer Porree, nur die weißen und zartgrünen Teile, in dünne Ringe geschnitten
100 g Schalotten, geschält und in feine Ringe geschnitten
1 große Stange Staudensellerie, in feine Scheiben geschnitten
1 TL fein zerkleinerte Thymianblättchen
¾ TL naturreines Salz
½ TL schwarzer Pfeffer aus der Mühle
1,2 l salzarme Bio-Gemüse- oder Hühnerbrühe
3 EL fein zerkleinerte Petersilie
2 EL Schnittlauchröllchen

Von allen Pilzen die Stiele entfernen, die Hüte gründlich säubern und in Scheiben schneiden.

Das Olivenöl in einem großen Topf bei mittlerer Hitze heiß werden lassen. Porree, Schalotten und Sellerie unter gelegentlichem Rühren etwa 10 Minuten dünsten, bis der Sellerie beginnt, eine weichere Konsistenz anzunehmen. Pilze, Thymian, Salz und Pfeffer unterheben und das Ganze weitere 10 Minuten garen, bis die Pilze weich sind. Die Brühe zugießen und zum Köcheln bringen. Den Topfdeckel locker auflegen und die Suppe 20 Minuten köcheln lassen.

Die Suppe vom Herd nehmen und etwas abkühlen lassen. Anschließend in Partien im Mixer pürieren und in einen sauberen Topf geben. Die Petersilie unterrühren und die Suppe noch einmal bei geringer Hitze gut durchwärmen, aber nicht mehr köcheln lassen.

Mit Schnittlauch garniert servieren.

Nährwerte pro Portion: Brennwert 93 Kalorien; Fett 4 g (gesättigte Fette 0,8 g), Cholesterin 16 mg, Ballaststoffe 1 g, Proteine (Eiweiß) 6 g, Kohlenhydrate 8 g, Natrium 278 mg

Grüne Erbsensuppe

Phase 1: Entgiftung
glutenfrei
ohne Milchprodukte
eifrei
vegetarisch

8 Portionen
Portion: ¼ l
Ergibt: 2 l
Vorbereitungszeit: 15 Minuten
Garzeit: 65 Minuten

Diese sämige, herzhafte Suppe sättigt gut und eignet sich ausgezeichnet als Hauptgericht fürs Mittag- oder Abendessen.

2 EL natives Olivenöl extra
1 große Zwiebel, geschält und klein gewürfelt
450 g halbierte getrocknete grüne Schälerbsen
(Spalterbsen), gewaschen
200 g Möhren, geschält und gewürfelt
1 mittelgroße mehlig kochende Kartoffel, geschält und
gewürfelt
1 große Stange Staudensellerie, gewürfelt
1 mittelgroße Knoblauchzehe, geschält und fein
zerkleinert
2 l salzarme Bio-Gemüsebrühe
2 Stängel Petersilie, fein zerkleinert
½ TL fein zerkleinerte Thymianblättchen
½ TL fein zerkleinerter Oregano
1 Lorbeerblatt
½ TL naturreines Salz
¾ TL schwarzer Pfeffer aus der Mühle
2 EL einfaches Tomatenmark
1 EL frisch gepresster Zitronensaft

Das Olivenöl in einem großen Topf bei mittlerer Hitze heiß werden lassen. Die Zwiebeln hinzufügen und unter Rühren etwa 3 Minuten andünsten, bis sie glasig sind. Erbsen, Möhren, Kartoffeln, Sellerie und Knoblauch unterrühren, sodass alles mit Olivenöl überzogen ist. Brühe, Petersilie, Thymian, Oregano, Salz und Pfeffer hinzufügen und das Ganze zum Kochen bringen. Die Hitze reduzieren und die Suppe 50 bis 60 Minuten köcheln lassen, bis die Erbsen und das andere Gemüse weich sind. Zwischendrin immer wieder den aufsteigenden Schaum abschöpfen.

Die Suppe vom Herd nehmen und etwas abkühlen lassen. Das Lorbeerblatt entfernen. Die Suppe durch ein Sieb passieren und in einen sauberen Topf geben. Tomatenmark und Zitronensaft unterrühren. Die Suppe bei geringer Hitze nochmals gut durchwärmen, aber nicht mehr köcheln lassen.

Wer eine cremige Konsistenz bevorzugt, kann die Suppe in Partien im Mixer pürieren, statt sie zu passieren. Falls die Suppe zu dick ist, etwas Wasser unterrühren und nochmals erhitzen.

Nährwerte pro Portion: Brennwert 300 Kalorien; Fett 6 g (gesättigte Fette 1,1 g),Cholesterin 0 mg, Ballaststoffe 16 g, Proteine (Eiweiß) 20 g, Kohlenhydrate 44 g, Natrium 316 mg

Brokkolicremesuppe

Phase 1: Entgiftung
glutenfrei
ohne Milchprodukte
eifrei
vegetarisch
(bei Verwendung von Gemüsebrühe)

6 Portionen
Portion: ¼ l
Ergibt: 1,5 l
Vorbereitungszeit: 30 Minuten
Garzeit: 30 Minuten

Die frischen Kräuter bringen zusätzliches Aroma in diese vitaminreiche cremige Suppe.

2 EL natives Olivenöl extra
2 kleine Stangen Porree, nur die weißen und zartgrünen Teile, in dünne Ringe geschnitten
1 mittelgroßer Brokkoli, in Röschen zerlegt
1,2 l salzarme Bio-Gemüsebrühe
1¼ TL naturreines Salz
½ TL schwarzer Pfeffer aus der Mühle
1 EL fein zerkleinerte Petersilie
1 Prise Cayennepfeffer
1 EL Schnittlauchröllchen

Das Olivenöl in einem großen Topf bei mittlerer Hitze heiß werden lassen. Den Porree hinzufügen und unter Rühren etwa 5 Minuten andünsten, bis er weich ist. Brokkoli, Brühe, Salz und den schwarzen Pfeffer zugeben und das Ganze zum Kochen bringen. Die Hitze verringern, den Topfdeckel locker auflegen und die Suppe 20 bis 25 Minuten köcheln lassen, bis der Brokkoli weich ist.

Die Suppe vom Herd nehmen und etwas abkühlen lassen. Anschließend in Partien im Mixer pürieren und in einen sauberen Topf geben. Die Petersilie und den Cayennepfeffer unterrühren. Die Suppe bei geringer Hitze nochmals gut durchwärmen, aber nicht mehr köcheln lassen.

Mit Schnittlauchröllchen garniert servieren.

Nährwerte pro Portion: Brennwert 106 Kalorien; Fett 6 g (gesättigte Fette 1,2 g), Cholesterin 0 mg, Ballaststoffe 3 g, Proteine (Eiweiß) 7 g, Kohlenhydrate 9 g, Natrium 285 mg

Gazpacho

Eisgekühlt schmeckt diese klassische Sommersuppe aus erntefrischen Tomaten köstlich. Als Einlage können Sie gegrillte Garnelen oder klein gewürfelte gebratene Hühnerbrust hinzufügen.

Phase 1: Entgiftung
glutenfrei
ohne Milchprodukte
vegetarisch
eifrei

8 Portionen
Portion: ¼ l
Ergibt: 2 l
Vorbereitungszeit: 45 Minuten

650 g frische Tomaten, gewürfelt
1 große rote Paprikaschote, entkernt und gewürfelt
1 kleine grüne Paprikaschote, entkernt und gewürfelt
2 mittelgroße rote Zwiebeln, geschält und gewürfelt
1 kleine mittelscharfe Chilischote (ideal: Sorte Jalapeño), entkernt und fein gewürfelt
1 große Gärtnergurke, geschält, entkernt und gewürfelt
3 mittelgroße Knoblauchzehen, geschält und zerkleinert
1 kleine Handvoll Koriandergrün, fein zerkleinert
4 EL frisch gepresster Limettensaft
¾ l salzarmer Tomatensaft
1 TL schwarzer Pfeffer aus der Mühle
natives Olivenöl extra zum Beträufeln
1 EL Schnittlauchröllchen

Tomaten, rote und grüne Paprikaschoten, Zwiebeln, Chilischote, Gurken, Knoblauch, Koriandergrün, Limettensaft, Tomatensaft und Pfeffer in den Mixer geben und pürieren, bis die Masse eine suppenähnliche Konsistenz hat.

Den Gazpacho mindestens 30 Minuten zum Durchziehen in den Kühlschrank stellen.

Zum Servieren den Gazpacho in Suppenteller füllen, mit ein paar Tröpfchen Olivenöl beträufeln. Mit Schnittlauchröllchen garnieren.

Nährwerte pro Portion: Brennwert 101 Kalorien; Fett 3 g (gesättigte Fette 0,5 g), Cholesterin 0 mg, Ballaststoffe 2,6 g, Proteine (Eiweiß) 7 g, Kohlenhydrate 13 g, Natrium 355 mg

Salate

Asiatischer Gemüsesalat

Phase 1: Entgiftung
glutenfrei
ohne Milchprodukte
eifrei
vegetarisch
schnell

4 Portionen
Portion: ¼ l
Ergibt: 1 l
Vorbereitungszeit: 30 Minuten
Blanchierzeit: 30 Sekunden

Das Dressing ist eine ausgewogene Komposition der Geschmacksrichtungen salzig, süß und sauer. Der Salat passt ausgezeichnet zu

jeder Art von gegrilltem Fleisch. Tamari ist eine Original-Sojasauce, die noch auf traditionelle Weise hergestellt wird und lediglich Sojabohnen, Wasser und Salz enthält. Shoyu, ebenfalls eine Original-Sojasauce, sollten Sie für dieses Rezept nicht verwenden, da sie Weizen enthält. Zuverlässig echte Tamari bekommen Sie im Bioladen.

Für das Dressing:
3 EL helles Sesamöl
1 EL Tamari (Original-Sojasauce)
1 EL Reisweinessig
1 EL frisch gepresster Limettensaft
¼ TL schwarzer Pfeffer aus der Mühle

Für den Salat:
120 g Zuckerschoten (Kaiserschoten), Fäden abgezogen
1 Prise naturreines Salz
200 g China- oder Wirsingkohl, in feine Streifen geschnitten
1 kleine Möhre, geschält und in Juliennestreifen geschnitten
½ kleine rote Paprikaschote, in Juliennestreifen geschnitten
10 cm Salatgurke, geschält und in Juliennestreifen geschnitten
1 mittelgroße Frühlingszwiebel, in feine Ringe geschnitten
2 EL fein zerkleinertes Koriandergrün
1 EL fein zerkleinerte Minzeblätter

Die Zutaten für das Dressing in eine kleine Schüssel geben und gründlich mischen. Kurz beiseitestellen.

Eine Schüssel mit Eiswasser bereitstellen. In einem Topf gut 1 Liter gesalzenes Wasser zum sprudelnden Kochen bringen. Die Zuckerschoten hinzufügen und 30 Sekunden blanchieren. Abgießen und sofort kurz ins Eiswasser legen. Wiederum abgießen und die Zuckerschoten mit Küchenpapier oder einem frischen Küchentuch trocken tupfen.

Die Zuckerschoten mit den restlichen Salatzutaten in eine große Schüssel geben. Das Dressing noch einmal kräftig durchrühren und über den Salat gießen. Den Salat gründlich mischen.

Nährwerte pro Portion: Brennwert 125 Kalorien; Fett 11 g (gesättigte Fette 1,5 g), Cholesterin 0 mg, Ballaststoffe 2 g, Proteine (Eiweiß) 1,9 g, Kohlenhydrate 6,4 g, Natrium 164 mg

Salat mit grünen Bohnen, Tomaten und gerösteten Kürbiskernen

Phase 1: Entgiftung
glutenfrei
ohne Milchprodukte
eifrei
vegetarisch

6 Portionen
Portion: ca. 130 g
Ergibt: ca. 800 g
Vorbereitungszeit: 30 Minuten
Garzeit: 10 Minuten

Bei diesem Salat ergänzen sich der intensive Zitrusgeschmack des Dressings und die cremige Konsistenz der Avocado ausgezeichnet.

Für den Salat:

40 g rohe, ungesalzene, geschälte Kürbiskerne
450 g grüne Bohnen, Stängelansätze abgeschnitten und Fäden abgezogen
200 g Tomaten, entkernt und gewürfelt
1 kleine rote Zwiebel, geschält und in feine Ringe geschnitten
2 TL fein zerkleinerter Oregano
3 EL fein zerkleinertes Koriandergrün
½ kleine Avocado, entsteint, geschält und klein gewürfelt

Für das Dressing:

1 kleine Knoblauchzehe, geschält und fein zerkleinert
½ TL gemahlener Kreuzkümmel
½ TL naturreines Salz
½ TL schwarzer Pfeffer aus der Mühle
½ TL abgeriebene Schale einer unbehandelten Limette
2½ EL frisch gepresster Limettensaft
6 EL natives Olivenöl extra

Die Kürbiskerne in einer Pfanne (ohne Öl) bei mittlerer Hitze 3 bis 5 Minuten unter Rühren rösten, bis sie beginnen zu »springen« und leicht gebräunt sind. Aufpassen, dass sie nicht verbrennen. Zum Abkühlen die Kerne auf einem Teller ausbreiten.

Eine Schüssel mit Eiswasser bereitstellen. Anderthalb Liter

Wasser in einem mittelgroßen Topf zum sprudelnden Kochen bringen. Die Bohnen hinzufügen und etwa 3 Minuten bissfest garen. Abgießen und sofort kurz ins Eiswasser legen. In ein Sieb abgießen und die Bohnen abtropfen lassen. Bohnen, Tomaten, Zwiebeln, Oregano und Koriandergrün in eine große Schüssel geben.

Die Zutaten für das Dressing – bis auf das Olivenöl – in eine kleine Schüssel geben und mischen. Dann das Olivenöl langsam zugießen und dabei kräftig mit dem Schneebesen schlagen, bis die Mischung eine leicht sämige Konsistenz angenommen hat.

Das Dressing über den Salat gießen und das Ganze gründlich mischen. Zum Schluss Kürbiskerne und Avocadowürfel unterheben.

Nährwerte pro Portion: Brennwert 221 Kalorien; Fett 20 g (gesättigte Fette 2,9 g), Cholesterin 0 mg, Ballaststoffe 4 g, Proteine (Eiweiß) 4 g, Kohlenhydrate 10 g, Natrium 169 mg

Bunter Bohnen-Mais-Salat

Phase 1: Entgiftung
glutenfrei
ohne Milchprodukte
eifrei
vegetarisch
schnell

2 Portionen
Portion: ca. 400 g
Ergibt: ca. 800 g
Vorbereitungszeit: 15 Minuten
Ruhezeit: mind. 5 Stunden

Der bunte Salat steckt voller Antioxidantien. Der Mais bringt eine ganz eigene natürliche Süße mit sich.

1 Dose schwarze Bohnen, abgegossen, abgespült und abgetropft
250 g tiefgekühlte Maiskörner, aufgetaut und abgetropft
12 Kirschtomaten, halbiert
2 Frühlingszwiebeln, fein zerkleinert
2 Knoblauchzehen, durch die Knoblauchpresse gedrückt
1 Stück Paprikaschote (80 g), klein gewürfelt
4 EL fein zerkleinertes Koriandergrün
2 EL natives Olivenöl extra
3 EL frisch gepresster Limettensaft
¼ TL gemahlener Kreuzkümmel

Alle Zutaten in eine große Schüssel geben und gründlich mischen. Zum Durchziehen den Salat mindestens 5 Stunden oder über Nacht in den Kühlschrank stellen.

Nährwerte pro Portion: Brennwert 412 Kalorien; Fett 15 g (gesättigte Fette 2,2 g), Cholesterin 0 mg, Ballaststoffe 18 g, Proteine (Eiweiß) 18 g, Kohlenhydrate 57 g, Natrium 110 mg

Romana-Avocado-Salat mit gerösteten Kürbiskernen

Phase 1: Entgiftung
glutenfrei
ohne Milchprodukte
eifrei
vegetarisch
schnell

6 Portionen
Portion: 1½ Handvoll
Ergibt: 9 Handvoll
Vorbereitungszeit: 20 Minuten
Röstzeit: 3 bis 4 Minuten

Die Kürbiskerne bringen das knusprige Element in diesen knackigen Salat, während die Avocado den cremigen Gegenpol bildet. Die besondere Geschmacksnote liefert die Koriander-Limetten-Vinaigrette.

Für den Salat:

80 g rohe, ungesalzene, geschälte Kürbiskerne
1 mittelgroßer Romanasalat, gewaschen, trocken geschleudert und in mundgerechte Stücke gezupft
160 g Tomaten, gewürfelt
2 große Frühlingszwiebeln, in sehr feine Ringe geschnitten
½ mittelgroße rote oder gelbe Paprikaschote, entkernt und in feine Streifen geschnitten
1 große Avocado, halbiert, entsteint, geschält und gewürfelt

Für das Dressing:

3 EL fein zerkleinertes Koriandergrün
3 EL frisch gepresster Zitronensaft

1 kleine Knoblauchzehe, geschält und fein zerkleinert
¼ TL naturreines Salz
¼ TL schwarzer Pfeffer aus der Mühle
¼ TL Tabasco
6 EL natives Olivenöl extra

Die Kürbiskerne in einer Pfanne (ohne Öl) bei mittlerer Hitze 3 bis 5 Minuten unter Rühren rösten, bis sie beginnen zu »springen« und leicht gebräunt sind. Aufpassen, dass sie nicht verbrennen. Zum Abkühlen die Kerne auf einem Teller ausbreiten.

Kürbiskerne, Romanasalat, Tomaten, Frühlingszwiebeln und Paprikaschoten in eine große Schüssel geben und gründlich mischen.

Für das Dressing alle Zutaten – außer dem Olivenöl – in eine Schüssel geben und mischen. Dann das Olivenöl langsam zugießen und dabei kräftig mit dem Schneebesen schlagen, bis die Vinaigrette eine leicht sämige Konsistenz angenommen hat. Oder alle Zutaten zusammen in ein fest schließendes Glas geben und dieses so lange schütteln, bis die leicht sämige Konsistenz erreicht ist.

Das Dressing unter den Salat mischen. Zum Schluss die Avocadowürfel vorsichtig unterheben.

Nährwerte pro Portion: Salat mit Dressing: Brennwert 331 Kalorien; Fett 31 g (gesättigte Fette 4,5 g), Cholesterin 0 mg, Ballaststoffe 5 g, Proteine (Eiweiß) 6 g, Kohlenhydrate 11 g, Natrium 225 mg

Nährwerte pro Portion Dressing (2 Esslöffel): Brennwert 200 Kalorien; Fett 22 g (gesättigte Fette 3,1 g), Cholesterin 0 mg, Ballaststoffe 0 g, Proteine (Eiweiß) 0 g, Kohlenhydrate 0,5 g, Natrium 195 mg

Chicoree-Walnuss-Salat

Phase 1: Entgiftung
glutenfrei
ohne Milchprodukte
eifrei
vegetarisch
schnell

6 Portionen
Portion: ¼ l
Ergibt: 1,5 l
Vorbereitungszeit: 20 Minuten
Röstzeit: 10 Minuten

Bei diesem typisch französischen Salat bilden Geschmack und Textur der Zutaten eine köstliche Kombination.

- 90 g grob gehackte Walnüsse
- 120 ml natives Olivenöl extra
- 3 EL frisch gepresster Zitronensaft
- ½ TL naturreines Salz
- ½ TL schwarzer Pfeffer aus der Mühle
- 600 g Chicoree, in 0,5 cm breite Streifen geschnitten

Den Backofen auf 180° C vorheizen.

Die Walnüsse in einer Schicht auf ein Backblech legen und 8 bis 10 Minuten im vorgeheizten Ofen goldbraun rösten, dabei die Nüsse mehrmals wenden (aufpassen, dass sie nicht verbrennen). Zum Abkühlen auf einem Teller ausbreiten.

Für das Dressing Olivenöl, Zitronensaft, Salz sowie Pfeffer in eine kleine Schüssel geben und gründlich mischen.

Dressing und Chicoree in eine große Schüssel geben und gründlich mischen.

Zum Servieren den Salat mit den gerösteten Walnüssen bestreuen.

Nährwerte pro Portion: Brennwert 285 Kalorien; Fett 28 g (gesättigte Fette 3,5 g), Cholesterin 0 mg, Ballaststoffe 5 g, Proteine (Eiweiß) 3 g, Kohlenhydrate 8 g, Natrium 163 mg

Dreifarbiger Salat

Phase 1: Entgiftung
glutenfrei
ohne Milchprodukte
eifrei
vegetarisch
schnell

6 Portionen
Portion: ca. 100 g
Ergibt: ca. 600 g
Vorbereitungszeit: 15 Minuten
Röstzeit: 5 Minuten

Der Salat hat nicht nur einen knackigen, sondern durch die Walnüsse auch einen knusprigen Biss. Die Granatapfel-Vinaigrette ist süßer als die traditionelle Rotweinessig-Vinaigrette und schafft so einen angenehmen Ausgleich zu den Bitterstoffen der hier verwendeten Gemüse.

60 g gehackte Walnüsse
120 g Rucola
250 g Chicoree, in 1 cm breite Streifen geschnitten
120 g Radicchio, in Streifen geschnitten
Granatapfel-Vinaigrette, Menge und Zubereitung gemäß Rezept Seite 162 f.

Den Backofen auf 180° C vorheizen.

Die Walnüsse in einer Schicht auf ein Backblech legen und 5 Minuten im vorgeheizten Ofen leicht rösten (sie sollten nur etwas dunkler werden), dabei die Nüsse mehrmals wenden (aufpassen, dass sie nicht verbrennen). Zum Abkühlen auf einem Teller ausbreiten.

Die Nüsse mit den restlichen Zutaten in eine große Salatschüssel geben und mischen. Sofort servieren.

Nährwerte pro Portion: Brennwert 223 Kalorien; Fett 21 g (gesättigte Fette 2,6 g), Cholesterin 0 mg, Ballaststoffe 3 g, Proteine (Eiweiß) 3 g, Kohlenhydrate 8 g, Natrium 182 mg

Kopfsalat mit Minze und Orangen-Weißweinessig-Vinaigrette

Phase 1: Entgiftung
glutenfrei
ohne Milchprodukte
eifrei
vegetarisch
schnell

4 Portionen
Portion: 2 Handvoll
Ergibt: 8 Handvoll
Vorbereitungszeit: 10 Minuten

Statt des Kopfsalats können Sie auch jeden anderen Blattsalat verwenden.

1 Kopfsalat, gewaschen, trocken geschleudert und in mundgerechte Stücke gezupft
4 Frühlingszwiebeln, in sehr feine Ringe geschnitten
½ Bio-Salatgurke, ungeschält, gründlich gewaschen und in feine Scheiben geschnitten
1 TL fein zerkleinerte Minze
Orangen-Weißweinessig-Vinaigrette, Menge und Zubereitung gemäß Rezept Seite 230 f.

Alle Zutaten in eine große Schüssel geben und gründlich mischen.

Nährwerte pro Portion: Brennwert 159 Kalorien; Fett 14 g (gesättigte Fette 2,0 g), Cholesterin 0 mg, Ballaststoffe 2 g, Proteine (Eiweiß) 2 g, Kohlenhydrate 7 g, Natrium 511 mg

Asiatischer Geflügelsalat mit Tahini-Dressing

Phase 1: Entgiftung
glutenfrei
ohne Milchprodukte
eifrei

4 Portionen
Portion: ¼ l Salat plus 4 Esslöffel Dressing
Ergibt: 1 l Salat plus ¼ l Dressing
Vorbereitungszeit: 40 Minuten
Blanchierzeit: ½ Minute
Marinierzeit: 20 Minuten

Der sättigende, bunte Salat wird mit einem würzigen Tahini-Dressing angemacht und eignet sich ausgezeichnet als Mittagessen, für Picknicks oder ein Party-Büfett. Reste des Dressings halten sich zwei bis drei Tage im Kühlschrank. Es schmeckt ausgezeichnet als Dip zu rohem Gemüse oder geschnetzeltem Schweinefleisch.

Für den Salat:

1 kräftige Prise naturreines Salz
60 g Zuckerschoten (Kaiserschoten), Fäden abziehen
500 g gegarte Hühnerbrust, klein gewürfelt
½ mittelgroße rote Paprikaschote, entkernt und fein gewürfelt
1 kleine Möhre, geschält, geraspelt oder in kurze Juliennestreifen geschnitten
2 kleine Frühlingszwiebeln, schräg in feine Ringe geschnitten

Für das Dressing:
8 EL Tahini (Sesampaste)
8 EL helles Sesamöl
1 EL dunkles Sesamöl
2 mittelgroße Knoblauchzehen, geschält und zerkleinert
½ TL geriebener frischer Ingwer
3 EL frisch gepresster Zitronensaft
3 EL Tamari (Original-Sojasauce)
½ TL naturreines Salz
½ TL Sambal Manis (thailändische rote Chilipaste)

Zum Servieren:
2 EL schwarze Sesamsamen

Eine Schüssel mit Eiswasser bereitstellen. In einem Topf gut 1 Liter Wasser mit dem Salz zum sprudelnden Kochen bringen. Die Zuckerschoten hinzufügen und 30 Sekunden blanchieren. Abgießen und sofort kurz ins Eiswasser legen. Wiederum abgießen und die Zuckerschoten mit Küchenpapier oder einem frischen Küchentuch trocken tupfen.

Die Zuckerschoten schräg in feine Streifen schneiden und in eine große Schüssel geben. Hühnerfleisch, Paprikaschoten und Frühlingszwiebeln hinzufügen und das Ganze mischen.

Für das Dressing alle Zutaten in den Mixer geben und in Intervallen glatt pürieren. Falls das Dressing zu dick ist, etwas Wasser untermixen.

Zwei Drittel des Dressings unter den Salat heben. Den Salat

20 Minuten ziehen lassen. Dann nach Belieben weiteres Dressing zugeben.

Zum Servieren den Salat mit Sesamsamen bestreuen.

Nährwerte pro Portion Salat mit Dressing: Brennwert 533 Kalorien; Fett 39 g (gesättigte Fette 5,8 g), Cholesterin 90 mg, Ballaststoffe 3 g, Proteine (Eiweiß) 40 g, Kohlenhydrate 8,5 g, Natrium 660 mg

Nährwerte pro Portion Dressing: Brennwert 157 Kalorien; Fett 17 g (gesättigte Fette 2,3 g), Cholesterin 0 mg, Ballaststoffe 0 g, Proteine (Eiweiß) 3 g, Kohlenhydrate 1,5 g, Natrium 240 mg

Fisch und Meeresfrüchte

Tilapia-Filets aus der Pfanne

Phase 1: Entgiftung
glutenfrei
ohne Milchprodukte
eifrei
schnell

4 Portionen
Portion: 1 Filet à 180 g
Ergibt: 720 g
Vorbereitungszeit: 5 Minuten
Garzeit: 5 Minuten

Die in der Pfanne zubereiteten Fischfilets sind außen knusprig und innen schön saftig, wobei sich das gebratene weiße, weiche Fleisch in appetitliche Lamellen teilen lässt. Größer werdende Arten des Tilapia finden als Speisefische Verwendung und werden heutzutage meist in Aqua-Kulturen gezüchtet. Vielerorts bekommt man diesen Edelfisch nur in sehr gut sortierten Fischläden. Als Ersatz bietet sich für dieses Rezept der leicht erhältliche Kabeljau an.

4 Tilapia-Filets à 180 g
½ TL naturreines Salz
¼ TL schwarzer Pfeffer aus der Mühle
4 EL Kichererbsen- oder Sojamehl
5 EL natives Olivenöl extra
4 EL frisch gepresster Zitronensaft
3 EL fein zerkleinerte Petersilie
Zitronenschnitze

Die Fischfilets unter fließendem kalten Wasser waschen und mit Küchenpapier trocken tupfen. Die Filets auf beiden Seiten salzen und pfeffern und in Mehl wenden. Überschüssiges Mehl gründlich abschütteln.

3 Esslöffel Olivenöl in einer großen Pfanne bei mittlerer Hitze heiß werden lassen. Die Filets nebeneinander (ggf. in Partien) flach in die Pfanne legen und etwa 2 Minuten auf jeder Seite braten, bis sie außen goldbraun und innen weiß, aber noch saftig sind. Aus der Pfanne nehmen und warm stellen.

Für die Zubereitung der Sauce die Pfanne nicht säubern, sondern das restliche Olivenöl darin erhitzen. Zitronensaft und Petersilie hinzufügen und eine halbe Minute rühren, dabei den Bratensatz mithilfe eines Holzkochlöffels ablösen.

Zum Servieren die Filets auf vorgewärmte Teller legen, mit Sauce beträufeln und mit Zitronenschnitzen garnieren.

Nährwerte pro Portion: Brennwert 363 Kalorien; Fett 21 g (gesättigte Fette 3,5 g), Cholesterin 85 mg, Ballaststoffe 0,8 g, Proteine (Eiweiß) 35 g, Kohlenhydrate 10 g, Natrium 330 mg

Garnelen aus dem Backofen

Phase 1: Entgiftung
glutenfrei
ohne Milchprodukte
eifrei
schnell

4 Portionen
Portion: 5 bis 6 Garnelen
Ergibt: 450 g
Vorbereitungszeit: 10 Minuten
Garzeit: 25 Minuten

Diese Garnelen eignen sich als Snack genauso gut wie als Vorspeise und als Mittag- oder Abendessen. Eine Alternative zum Braten von Garnelen in der Pfanne ist die Zubereitung im Backofen. Die Garnelen bleiben prall und geschmackvoll, ohne trocken zu werden. Von dem verwendeten Olivenöl saugen sie kaum etwas auf. Sie brauchen eine Auflaufform, die so groß ist, dass Sie die Garnelen in einer Schicht nebeneinanderlegen können.

20–24 (450 g) große geschälte Garnelen, Darm entfernt
4 EL natives Olivenöl extra
¼ TL naturreines Salz
1–2 Prisen grob gemahlene Chiliflocken

Den Backofen auf 120° C vorheizen.

Garnelen, Olivenöl, Salz und Chiliflocken in eine große Auflaufform geben und das Ganze mischen, bis die Garnelen rundum mit Olivenöl überzogen sind. Die Garnelen in einer Schicht in der Form anordnen.

Die Garnelen im vorgeheizten Ofen etwa 25 Minuten backen, bis sie rosa und bissfest sind, dabei zwischendurch zweimal wenden.

Nährwerte pro Portion: Brennwert 152 Kalorien; Fett 5 g (gesättigte Fette 0,9 g), Cholesterin 172 mg, Ballaststoffe 0 g, Proteine (Eiweiß) 23 g, Kohlenhydrate 1 g, Natrium 288 mg

Scharf gebratene Riesengarnelen

Phase 1: Entgiftung
glutenfrei
ohne Milchprodukte
eifrei
schnell

4 Portionen
Portion: 3 bis 4 Riesengarnelen
Ergibt: 450 g
Vorbereitungszeit: 10 Minuten
Garzeit: 2 bis 3 Minuten pro Partie

Als Beilage zu diesen köstlichen, schnell zubereiteten Riesengarnelen reichen ein paar Zitronenschnitze. Im Handel heißen diese stattlichen Garnelen in der Regel King Prawns (Königsgarnelen). Viele kennen sie auch unter ihrer spanischen Bezeichnung Gambas. Drei bis vier Stück reichen pro Person als Hauptgericht aus.

16–20 (450 g) Riesengarnelen mit Schwanz (King Prawns), geschält und Darm entfernt
3 EL natives Olivenöl extra
½ TL naturreines Salz
¼–½ TL grob gemahlene Chiliflocken
Zitronenschnitze

Mit einem scharfen Küchenmesser jede Garnele der Länge nach in der Mitte durchschneiden. Dabei den Schnitt nur bis kurz vor dem Schwanzansatz ausführen, damit sich die Garnele wie Flügel auseinanderklappen und flachdrücken lässt, ohne dass sich die beiden Teile trennen.

Olivenöl, Salz und Chiliflocken in eine Schüssel geben und gründlich mischen. Die Garnelen in der Mischung gründlich schwenken.

Eine große Pfanne bei starker Hitze sehr heiß werden lassen und immer nur so viele aufgeklappte Garnelen flach hineinlegen, dass sie nicht überlappen. Die Garnelen 2 Minuten braten, dann wenden, flachgedrückt halten und 1 Minute braten. Die fertigen Garnelen warm stellen.

Die Garnelen mit Zitronenschnitzen servieren.

Nährwerte pro Portion: Brennwert 180 Kalorien; Fett 11 g (gesättigte Fette 1,7 g), Cholesterin 168 mg, Ballaststoffe 0 g, Proteine (Eiweiß) 18 g, Kohlenhydrate 0 g, Natrium 433 mg

Miesmuscheln in Safran-Fenchel-Sud

Phase 1: Entgiftung
glutenfrei
ohne Milchprodukte
eifrei

4 Portionen
Portion: ca. 250 g Muscheln
Ergibt: ca. 1 kg Muscheln
Vorbereitungszeit: 20 Minuten
Garzeit: 20 Minuten

Die in der goldfarbenen Brühe mit Safran, Möhren, Schalotten und anderen geschmackvollen Zutaten gedämpften Muscheln schmecken köstlich. Auch die Brühe selbst ist ein Genuss und wird – samt Suppenlöffel – mitserviert.

1 kg Miesmuscheln, in reichlich Wasser gewaschen und Bärte entfernt
3 EL natives Olivenöl extra
100 g Schalotten, geschält und in feine Ringe geschnitten
3 mittelgroße Knoblauchzehen, geschält und in feine Scheiben geschnitten
50 g frischer Fenchel, in feine Streifen geschnitten
1 kleine Möhre, geschält und in feine Stifte geschnitten
1 mittelgroße Tomate, gewürfelt
¼ TL zerkrümelte Safranfäden
1 Thymianzweig
½ TL naturreines Salz
½ TL schwarzer Pfeffer aus der Mühle
4 EL fein zerkleinerte Petersilie

Alle Muscheln wegwerfen, die geöffnet sind oder sich nicht schließen, wenn man sie mit dem Finger antippt, oder deren Schalen beschädigt sind.

Das Olivenöl in einem großen Topf bei mittlerer Hitze heiß werden lassen. Die Schalotten hinzufügen und unter Rühren etwa 2 Minuten andünsten, bis sie glasig sind. Den Knoblauch zugeben und 1 Minute rühren, bis er duftet. Fenchel, Möhren, Tomaten, Safran, Thymian, Salz und Pfeffer hinzufügen und unter Rühren 3 bis 4 Minuten garen, bis das Gemüse fast bissfest ist. Einen Viertelliter Wasser zugießen und zum Kochen bringen. Die Hitze verringern und die Brühe 5 Minuten köcheln lassen.

Die Muscheln in die Brühe geben und – zugedeckt – etwa 4 Minuten garen, bis sie sich geöffnet haben. Alle noch geschlossenen Muscheln aussortieren und wegwerfen. Die Petersilie unterheben und das Ganze unter Rühren noch 1 Minute garen.

Die Muscheln mit der Brühe und dem Gemüse servieren.

Nährwerte pro Portion: Brennwert 240 Kalorien; Fett 13 g (gesättigte Fette 2 g), Cholesterin 36 mg, Ballaststoffe 1 g, Proteine (Eiweiß) 17 g, Kohlenhydrate 13 g, Natrium 646 mg

Asiatisch gewürzte Jakobsmuscheln mit Sesam-Dressing

Phase 1: Entgiftung
glutenfrei
ohne Milchprodukte
eifrei
schnell

4 Portionen
Portion: 3 Muscheln
plus 2 Esslöffel Dressing
Ergibt: 12 Muscheln
plus 120 ml Dressing
Vorbereitungszeit:
15 Minuten
Garzeit: 5 Minuten

Schnell zubereitet, aber ausgesprochen edel und köstlich ist dieses Muschelgericht. Das feine Soja- und Ingweraroma des Dressings harmoniert wunderbar mit der Gewürzmischung. Gut dazu passen gedünsteter Pak Choi (ein Verwandter des Chinakohls, auch Paksoi genannt) und gedämpfter Naturreis.

12 ausgelöste Jakobsmuscheln
2 EL natives Olivenöl extra

Für das Dressing:
2 EL Reisweinessig
1 EL frisch gepresster Zitronensaft
2 TL Tamari (Original-Sojasauce)
¾ TL frisch geriebener Ingwer
3 EL helles Sesamöl
1 EL fein zerkleinertes Koriandergrün

Für die Gewürzmischung:

2 TL gemahlener Kreuzkümmel
2 TL gemahlener Sternanis
½ TL gemahlener Koriander
½ TL naturreines Salz
½ TL gemahlener Ingwer
½ TL Sichuanpfeffer aus der Mühle (ersatzweise schwarzer Pfeffer)

Das Muschelfleisch kalt abspülen und trocken tupfen. Kurz beiseitelegen.

Reisweinessig, Zitronensaft, Tamari und Ingwer in eine Schüssel geben und mischen. Das Sesamöl langsam zugießen und dabei das Ganze schnell und gründlich verquirlen, bis die Mischung eine leicht sämige Konsistenz angenommen hat. Das Koriandergrün unterrühren. Beiseitestellen.

Das Muschelfleisch auf der Arbeitsfläche (oder einem Tuch) nebeneinanderlegen und die Gewürzmischung gleichmäßig darauf verteilen und leicht andrücken.

Das Olivenöl in einer großen Pfanne bei mittlerer Hitze heiß werden lassen. Das Muschelfleisch mit der gewürzten Seite nach unten hinzufügen und 2 Minuten braten. Die Muscheln mit dem Pfannenwender vorsichtig umdrehen und 2 bis Minuten braten, bis sie gebräunt und durch sind. Nicht zu lange garen, sonst wird das Muschelfleisch zäh (die genaue Garzeit hängt von der Größe der Muscheln ab).

Zum Servieren die Muscheln portionsweise auf flache Teller setzen und jede Portion mit 2 Esslöffeln Dressing beträufeln.

Nährwerte pro Portion: Brennwert 285 Kalorien; Fett 19 g (gesättigte Fette 2,5 g), Cholesterin 37 mg, Ballaststoffe 0 g, Proteine (Eiweiß) 19 g, Kohlenhydrate 9,4 g, Natrium 595 mg

Hummer à la Fra Diavolo auf Naturreis

Phase 1: Entgiftung
glutenfrei (bei Verwendung von Naturreis)
ohne Milchprodukte
eifrei

6 Portionen
Portion: ½ Hummerschwanz plus 3 gut gehäufte Esslöffel Naturreis
Ergibt: 360 g Hummer und 480 g gegarter Reis
Vorbereitungszeit: 10 Minuten
Garzeit: 30 Minuten

Zu diesen saftigen Hummerstücken mit ihrer feinwürzigen Sauce reicht man am besten ein Vollkorngetreide. In der Entgiftungsphase sollte die Mahlzeit glutenfrei sein, daher empfiehlt sich hier Naturreis.

3 Hummerschwänze à ca. 120 g
4 EL natives Olivenöl extra
1 große Knoblauchzehe, geschält und fein zerkleinert
1 mittelgroße Tomate, klein gewürfelt
¼ TL naturreines Salz
¼ TL schwarzer Pfeffer aus der Mühle
¼ TL grob gemahlene Chiliflocken

5 Basilikumblätter
160 g Naturreis

In einem großen Topf Wasser zum Kochen bringen. Die Hummerschwänze hinzufügen und etwa 5 Minuten garen, bis das Hummerfleisch weich ist. Herausnehmen und etwas abkühlen lassen. Die Panzerschalen ablösen (nicht wegwerfen!). Die Hummerschwänze der Länge nach halbieren und beiseitelegen.

Für die Sauce das Olivenöl in einem Topf bei mittlerer Hitze heiß werden lassen. Den Knoblauch hinzufügen und unter Rühren goldgelb andünsten. Die Hummerschalen zugeben und 1 bis 2 Minuten rühren. Tomatenwürfel, Salz, Pfeffer und Chiliflocken zugeben und gründlich verrühren. Das Ganze zum Köcheln bringen und unter gelegentlichem Rühren 20 Minuten garen, bis die Sauce andickt.

Inzwischen den Naturreis nach Packungsanweisung garen. Nach dem Abgießen mit einer Gabel lockern.

Die Hummerschalen aus der Sauce nehmen. Das Hummerfleisch zum Durchwärmen in die Sauce geben und die Basilikumblätter hinzufügen.

Zum Servieren den Reis auf vorgewärmte Teller geben. Pro Portion einen halben Hummerschwanz obenauf setzen und mit Sauce beträufeln.

Nährwerte pro Portion: Brennwert 444 Kalorien; Fett 11 g (gesättigte Fette 1,7 g), Cholesterin 46 mg, Ballaststoffe 10 g, Proteine (Eiweiß) 26 g, Kohlenhydrate 62 g, Natrium 463 mg

Fleisch und Geflügel

Lammkarree im Kräutermantel

Phase 1: Entgiftung
glutenfrei
ohne Milchprodukte
eifrei

4 Portionen
Portion: 4 Koteletts à ca. 30 g
Ergibt: ca. 500 g
Vorbereitungszeit:
10 Minuten
Marinierzeit: 1 Stunde
Garzeit: 20 Minuten

Dieses Lammgericht eignet sich auch für spezielle Anlässe. Damit das Fleisch seinen optimalen Geschmack erlangt, sollten Sie die Marinierzeit von mindestens einer Stunde einhalten. Zum Servieren schneiden Sie das rosig gebratene Lammkarree in dünne Koteletts, die das Aroma der Kräuter und des Knoblauchs angenommen haben. Prüfen Sie den Gargrad (die Kerntemperatur) am besten mit einem Bratenthermometer. Die zum Garnieren verwendete Brunnenkresse sieht nicht nur hübsch aus, sondern bringt auch noch gesunde Inhaltsstoffe mit sich.

2 Lammkarrees à 250–300 g mit je 8 Koteletts bzw. Rippen, Fett und Sehnen entfernt

Für den Kräutermantel

3 mittelgroße Knoblauchzehen, geschält und fein zerkleinert
1 EL fein zerkleinerte Minzeblätter

1 EL fein zerkleinerte Petersilie
1 EL fein gehackte Rosmarinnadeln
1 TL fein zerkleinerte Thymianblättchen
½ TL naturreines Salz
½ TL schwarzer Pfeffer aus der Mühle
2 EL natives Olivenöl extra

Außerdem:
1 EL natives Olivenöl extra zum Anbraten
1 große Handvoll Brunnenkresse

Die Lammkarrees gut trocken tupfen und auf eine große Platte setzen.

Die Zutaten für den Kräutermantel in eine Schüssel geben und gründlich mischen. Die Fleischteile der Lammkarrees gleichmäßig mit der Mischung bestreichen. Zum Marinieren die Lammkarrees 1 Stunde bei Zimmertemperatur stehen lassen (bei längerer Marinierzeit zugedeckt in den Kühlschrank stellen).

Den Backofen auf 220° C vorheizen.

Den 1 Esslöffel Olivenöl in einer großen, stiellosen, ofenfesten Pfanne oder in einem Bräter erhitzen. Die Lammkarrees mit der Fleischseite nach unten hineinsetzen und 2 Minuten anbraten, bis das Fleisch gebräunt ist. Die Karrees umdrehen, sodass die Knochenseite unten ist. Pfanne bzw. Bräter in den vorgeheizten Ofen schieben und die Karrees etwa 18 Minuten garen, bis sie innen noch rosa (medium) sind, das heißt, bis das Bratenthermometer etwa 52° C Kerntemperatur anzeigt. Vor dem

Aufschneiden das Fleisch 10 bis 15 Minuten ruhen lassen, dabei wird die Kerntemperatur um 2 bis 3° C ansteigen.

Zum Servieren die Karrees in einzelne oder doppelte Koteletts aufschneiden und mit der Brunnenkresse garnieren.

Nährwerte pro Portion: Brennwert 446 Kalorien; Fett 31 g (gesättigte Fette 6,6 g), Cholesterin 70 mg, Ballaststoffe 0 g, Proteine (Eiweiß) 24 g, Kohlenhydrate 18 g, Natrium 328 mg

Gegrillte Hühnerbrust

Phase 1: Entgiftung
glutenfrei
ohne Milchprodukte
eifrei
schnell

4 Portionen
Portion: 1 Hühnerbrustfilet à 120 g
Ergibt: 480 g
Vorbereitungszeit: 5 Minuten
Garzeit: 8 bis 10 Minuten

Grillen ist die einfachste Zubereitungsmethode für Hühnerfleisch – mit bestem Ergebnis. Diese Hühnerbrüste passen wirklich zu allem, sei es zu Salat, Gemüse oder zu würzigen Dips. Ganz nach Belieben kann man sie im Ganzen servieren oder in Scheiben geschnitten oder gewürfelt.

4 Hühnerbrustfilets à 120 g
2 EL natives Olivenöl extra
½ TL naturreines Salz
½ TL schwarzer Pfeffer aus der Mühle

1 TL Olivenöl
(bei Zubereitung in einer Grillpfanne)

Die Hühnerbrustfilets kalt abspülen und trocken tupfen. Das Fleisch mit Salz und Pfeffer einreiben.

Eine Grillpfanne erhitzen und mit Olivenöl ausstreichen oder den Holzkohlen- bzw. Elektrogrill auf mittlere Hitze bringen.

Die Hühnerbrustfilets auf jeder Seite 4 bis 5 Minuten grillen, bis sie durchgebraten sind (beim Einstechen mit einem spitzen Messer muss der herauslaufende Fleischsaft hell und klar sein). Die Garzeit hängt von der Dicke der Filets ab.

Nährwerte pro Portion: Brennwert 245 Kalorien; Fett 11 g (gesättigte Fette 2,1 g), Cholesterin 94 mg, Ballaststoffe 0 g, Proteine (Eiweiß) 34 g, Kohlenhydrate 0 g, Natrium 240 mg

Pollo alla cacciatora

Phase 1: Entgiftung
glutenfrei
ohne Milchprodukte
eifrei

6 Portionen
Portion: 1 Hühnerbrust plus Sauce und Pilze
Vorbereitungszeit: 25 Minuten
Garzeit: 40 Minuten

Dieses Rezept basiert auf dem Pollo alla cacciatora (Huhn nach Jägerart), einem einfachen Gericht der italienischen Küche, das früher traditionell während der kalten Jahreszeit auf dem Speiseplan stand.

Mit seiner schönen Färbung und seinem vollen Aroma ist es an kalten Tagen ein perfektes Abendessen.

6 Hühnerbrüste à ca. 220 g, mit Knochen, ohne Haut
¾ TL naturreines Salz
1 TL schwarzer Pfeffer aus der Mühle
4 EL und 2 TL natives Olivenöl extra
3 mittelgroße Zwiebeln, geschält und klein gewürfelt
2 mittelgroße Knoblauchzehen, geschält und fein zerkleinert
4 mittelgroße rote Paprikaschoten, entkernt und in 1 cm breite Streifen geschnitten
60 ml salzarme Bio-Hühnerbrühe
2 Dosen ganze Tomaten, abgegossen und zerkleinert
1 TL zerkleinerter Oregano
½ TL gehackte Rosmarinnadeln
½ TL grob gemahlene Chiliflocken
250 g frische Champignons, gesäubert und in Scheiben geschnitten
2 EL fein zerkleinerte Petersilie

Die Hühnerbrüste kalt abspülen und trocken tupfen. Das Fleisch mit jeweils der Hälfte vom Salz und Pfeffer einreiben.

In einer großen Pfanne (mit Deckel) 4 Esslöffel Olivenöl bei mittlerer Hitze heiß werden lassen. Die Hühnerbrüste hinzufügen und auf jeder Seite 4 bis 5 Minuten braten, bis sie gebräunt sind. Herausnehmen, auf einen Teller legen und beiseitestellen.

Die Zwiebeln in die Pfanne geben und etwa 5 Minuten andünsten, bis sie weich sind (mehrmals rühren, damit sie nicht verbrennen). Knoblauch und Paprikastreifen zugeben und etwa 5 Minuten garen, bis die Paprikastreifen zusammenfallen. Die Zwiebel-Paprika-Mischung in eine Schüssel geben. Die Pfanne nicht säubern.

Bei großer Hitze die Hühnerbrühe in die Pfanne gießen und zum Kochen bringen. Etwa 1 Minute rühren, um den Bratensatz mithilfe eines Holzkochlöffels vollständig vom Pfannen- bzw. Topfboden zu lösen. Die Hitze verringern. Tomaten, Oregano, Rosmarin und Chiliflocken zugeben und unter Rühren 2 bis 3 Minuten köcheln lassen, bis die Tomaten eine sämige Masse bilden. Die Zwiebel-Paprika-Mischung unterrühren. Die Hühnerbrüste hinzufügen und das Ganze – zugedeckt – 10 bis 15 Minuten köcheln lassen, bis das Hühnerfleisch durchgegart ist.

In der Zwischenzeit die restlichen 2 Teelöffel Olivenöl in einer kleinen Pfanne bei mittlerer Hitze heiß werden lassen. Die Pilze, das restliche Salz und den restlichen Pfeffer hinzufügen. Die Pilze unter mehrmaligem Wenden etwa 8 Minuten garen, bis sie gebräunt sind.

Die Pilze in die Pfanne mit den fertigen Hühnerbrüsten geben und durchwärmen lassen. Die Hühnerbrüste mit Sauce und Pilzen auf flachen Tellern anrichten und mit Petersilie bestreuen.

Nährwerte pro Portion: Brennwert 339 Kalorien; Fett 9 g (gesättigte Fette 1,6 g), Cholesterin 105 mg, Ballaststoffe 4 g, Proteine (Eiweiß) 47 g, Kohlenhydrate 19 g, Natrium 456 mg

Gemüse als Hauptgericht

Gemüse-Tofu

Phase 1: Entgiftung
glutenfrei
ohne Milchprodukte
eifrei
vegetarisch

4 Portionen
Portion: 125 g
Ergibt: 500 g
Vorbereitungszeit:
10 Minuten
Abtropfzeit: 15 bis 20 Minuten
Garzeit: 12 Minuten

Dieses herzhafte vegetarische Gericht schmeckt auch als deftiges Frühstück. Die Tofuwürfel nehmen die Aromen des Gemüses und der Gewürze auf, während sie bräunen.

400 g fester Tofu (je nach Hersteller 1 oder 2 Blöcke)
2 EL natives Olivenöl extra
2 mittelgroße Schalotten, geschält und fein gewürfelt
½ mittelgroße rote Paprikaschote, entkernt und fein gewürfelt
6 mittelgroße frische Shiitake(-Pilze), gesäubert und grob gewürfelt
1 kleine Tomate, gewürfelt
½ Knoblauchzehe, geschält und fein zerkleinert
¾ TL naturreines Salz
½ TL schwarzer Pfeffer aus der Mühle
2 TL fein zerkleinerter Oregano
1 EL Schnittlauchröllchen

Den Tofu in vier gleich große Scheiben schneiden. Ein Tablett, auf dem die vier Tofuscheiben bequem nebeneinander passen, mit einer dicken Lage Küchenpapier auslegen. Die Tofuscheiben nebeneinander darauf setzen und mit einer dicken Lage Küchenpapier abdecken. Ein ungefähr gleich großes zweites Tablett oder ein Schneidebrett auflegen und beschweren (mit Konservendosen oder einer schweren Pfanne). Das Ganze 15 bis 20 Minuten in den Kühlschrank stellen.

Den Tofu aus dem Kühlschrank nehmen und in kleine Würfel schneiden.

Das Olivenöl in einer großen Pfanne bei mittlerer Hitze heiß werden lassen. Schalotten- und Paprikawürfel hinzufügen und unter Rühren 3 Minuten andünsten. Pilze, Tomaten, Knoblauch, die Hälfte vom Salz und den Pfeffer zugeben und 3 Minuten garen. Bei etwas höherer Hitze (um eine halbe Stufe) Tofuwürfel, Oregano und das restliche Salz unterheben. Das Ganze unter vorsichtigem Wenden 4 bis 5 Minuten braten, bis die Tofuwürfel gebräunt sind.

Zum Servieren das Tofu-Gemüse mit Schnittlauchröllchen bestreuen.

Nährwerte pro Portion: Brennwert 197 Kalorien; Fett 15 g (gesättigte Fette 2,3 g), Cholesterin 0 mg, Ballaststoffe 2 g, Proteine (Eiweiß) 14 g, Kohlenhydrate 6 g, Natrium 276 mg

Pilaw mit Nüssen und zweierlei Reis

Phase 1: Entgiftung
glutenfrei
ohne Milchprodukte
eifrei
vegetarisch
(bei Verwendung von Gemüsebrühe)

8 Portionen
Portion: ⅛ l
Ergibt: 1 l
Vorbereitungszeit: 20 Minuten
Garzeit: 50 Minuten

Möhren und Petersilie sorgen bei diesem rustikalen Pilaw für hübsche Farbtupfer. Die gerösteten Haselnüsse liefern das knusprige Element und ein einzigartiges Aroma.

1 TL naturreines Salz
100 g Wildreis
2 EL natives Olivenöl extra
1 kleine Stange Porree, in feine Ringe geschnitten
1 Stange Staudensellerie, in feine Scheiben geschnitten
1 kleine Möhre, geschält und klein gewürfelt
1 mittelgroße Knoblauchzehe, geschält und fein gewürfelt
120 g Naturreis
360 ml Bio-Gemüse- oder Hühnerbrühe
70 g Haselnüsse
2 EL fein zerkleinerte Petersilie
½ TL schwarzer Pfeffer aus der Mühle

Etwa 1 Liter Wasser mit einem halben Teelöffel Salz zum Kochen bringen. Den Wildreis hinzufügen und etwa 45 Minuten köcheln lassen, bis er bissfest ist. Abgießen und beiseitestellen.

In der Zwischenzeit das Olivenöl in einem großen Topf bei mittlerer Hitze heiß werden lassen. Porree, Sellerie und Möhren hinzufügen und unter Rühren 2 bis 3 Minuten anbraten, bis das Gemüse beginnt, eine weiche Konsistenz anzunehmen. Den Knoblauch hinzufügen und 1 Minute weiterrühren, bis er duftet (er darf keinesfalls braun werden). Den Reis zugeben und rühren, bis alle Körner mit Olivenöl überzogen sind. Die Brühe mit dem restlichen Salz hinzufügen und zum Köcheln bringen. Das Ganze – zugedeckt – 35 bis 40 Minuten garen, bis der Reis alle Flüssigkeit aufgesogen hat.

Während der Reis gart, die Haselnüsse in eine kleine Pfanne geben und etwa 10 Minuten rösten. Dabei die Nüsse ständig wenden und aufpassen, dass sie nicht verbrennen. Die Nüsse auf ein sauberes Küchentuch geben und mit dem Tuch die braunen Häutchen abrubbeln. Anschließend die Nüsse grob hacken.

Zum Schluss den Naturreis mithilfe einer Gabel mit dem Wildreis mischen und dabei die ganze Reismischung lockern. Haselnüsse, Petersilie und Pfeffer untermischen. Bei Bedarf mit ein wenig Salz und Pfeffer abschmecken.

Nährwerte pro Portion: Brennwert 216 Kalorien; Fett 10 g (gesättigte Fette 1,1 g), Cholesterin 1 mg, Ballaststoffe 3 g, Proteine (Eiweiß) 6 g, Kohlenhydrate 28 g, Natrium 216 mg

Kokos-Dal mit Brokkoli und Naturreis

Phase 1: Entgiftung
glutenfrei
ohne Milchprodukte
eifrei
vegetarisch

6 Portionen
Portion: ¼ l Dal und 8 Esslöffel Naturreis
Brokkoli-Portion: 180 g
Vorbereitungszeit: 10 Minuten
Garzeit: 30 Minuten

Dal, ein klassisches Eintopfgericht der indischen Küche, lässt sich ausgezeichnet einfrieren. Sie können problemlos die Menge der Zutaten verdoppeln und den Dal portionsweise auf Vorrat einfrieren. So haben Sie immer ein gutes Mittag- oder Abendessen zur Hand.

180 g Naturreis
1 Brokkoli (ca. 1 kg), verholzter Strunk entfernt
1 Prise naturreines Salz

Für den Dal:

450 g halbierte gelbe Schälerbsen (Spalterbsen), gewaschen
450 ml ungesüßte Kokosmilch
1 l salzarme Bio-Gemüsebrühe
1 kleine Zwiebel, geschält und gewürfelt
3 Knoblauchzehen, geschält und durch die Knoblauchpresse gedrückt
1 EL geriebener frischer Ingwer
2 TL Kurkuma
1 TL naturreines Salz

Außerdem:
4 EL fein zerkleinertes Koriandergrün

Den Naturreis gemäß Packungsanweisung garen.

Den Brokkoli in Röschen teilen. Weiche Teile des Strunks schälen und klein schneiden. Den Brokkoli in möglichst wenig, schwach gesalzenem Wasser bissfest dämpfen.

Die Zutaten für den Dal in einen großen Topf geben und zum Köcheln bringen. Das Ganze bei mittlerer Hitze etwa 30 Minuten köcheln lassen, bis die Erbsen butterweich sind.

Zum Servieren Reis und Dal auf flachen Tellern anrichten und mit Koriandergrün bestreuen. Den Brokkoli hinzufügen.

Nährwerte pro Dal-Reis-Portion: Brennwert 427 Kalorien; Fett 7 g (gesättigte Fette 5,3 g), Cholesterin 0 mg, Ballaststoffe 20 g, Proteine (Eiweiß) 20 g, Kohlenhydrate 54 g, Natrium 491 mg

Nährwerte pro Brokkoli-Portion: Brennwert 60 Kalorien; Fett 0 g (gesättigte Fette 0 g), Cholesterin 0 mg, Ballaststoffe 6 g, Proteine (Eiweiß) 4 g, Kohlenhydrate 12 g, Natrium 32 mg

Krebssalat mit Avocado und Mango

Phase 1: Entgiftung
glutenfrei
ohne Milchprodukte
eifrei
schnell

8 Portionen
Portion: ⅛ l
Ergibt: 1 l
Vorbereitungszeit: 25 Minuten

Bei diesem leckeren, farbenfrohen Salat ersetzt ein Dressing aus Olivenöl und Limettensaft die üblicherweise verwendete Mayonnaise. Die Salatzutaten bilden eine köstliche Komposition aus verschiedenen Aromen und Konsistenzen.

Für den Salat:

450 g Krebsfleisch
1 kleine Frühlingszwiebel, in feine Ringe geschnitten
1 kleines Stück (ca. 30 g) frischer Fenchel, fein gewürfelt
1 kleines Stück (ca. 40 g) rote Paprikaschote, fein gewürfelt
4 EL fein zerkleinertes Koriandergrün
1 kleine mittelscharfe grüne Chilischote, entkernt und fein gewürfelt
1 TL abgeriebene Limettenschale

Für das Dressing:

4 EL natives Olivenöl extra
3 EL frisch gepresster Limettensaft
½ TL naturreines Salz
½ TL schwarzer Pfeffer aus der Mühle

Außerdem:

1 EL natives Olivenöl extra
2 EL frisch gepresster Limettensaft
1 Prise naturreines Salz

2 Avocados, halbiert, entsteint, geschält und in 8 Spalten geschnitten
2 EL Schnittlauchröllchen
1 reife Mango, halbiert, entsteint, geschält und gewürfelt

Für den Salat das Krebsfleisch mit der Hand in kleine mundgerechte Stücke zupfen und mit den restlichen Salatzutaten in eine Schüssel geben. Vorsichtig mischen.

Die Zutaten für das Dressing in eine kleine Schüssel geben und gründlich mischen. Das Dressing über den Salat gießen und das Ganze vorsichtig mischen.

Den 1 Esslöffel Olivenöl, die 2 Esslöffel Limettensaft und die Prise Salz in eine kleine Schüssel geben und mischen.

Zum Servieren auf jeden Teller vier Avocadospalten gefächert anordnen und mit der Olivenöl-Limettensaft-Mischung beträufeln. Den Krebssalat daneben anrichten und mit Schnittlauchröllchen bestreuen. Die Mangowürfel neben den Salat setzen.

Nährwerte pro Portion: Brennwert 228 Kalorien; Fett 17 g (gesättigte Fette 2,3 g), Cholesterin 57 mg, Ballaststoffe 4 g, Proteine (Eiweiß) 13 g, Kohlenhydrate 9 g, Natrium 284 mg

Maissalat mit schwarzen Bohnen

Phase 1: Entgiftung
glutenfrei
ohne Milchprodukte
eifrei
vegetarisch
schnell

6 Portionen
Portion: ⅛ l
Ergibt: ¾ l
Vorbereitungszeit: 30 Minuten

Voller Geschmack steckt dieser bunte Salat, bei dem die Zwiebeln und der Mais den knackigen Biss mitbringen, während die schwarzen Bohnen und die Avocado die weichen Komponenten liefern. Die dezente säuerliche Note steuert der Limettensaft des Dressings bei, und für die Schärfe sorgen Chilischoten und Cayennepfeffer. Wenn Sie Zeit haben, können Sie die schwarzen Bohnen auch selbst garen (gemäß Packungsanweisung).

Für den Salat:

380 g frische (3 große Kolben) oder tiefgekühlte Maiskörner
1 Dose schwarze Bohnen, abgegossen, abgespült und abgetropft
1 Portion geröstete rote Paprikaschote (siehe Rezept, Seite 135 f.), gewürfelt
1 große rote Zwiebel, geschält und fein gewürfelt
4 EL fein zerkleinertes Koriandergrün
1 kleine mittelscharfe Chilischote (ideal: Sorte Jalapeño), entkernt und fein zerkleinert

Für das Dressing:

3 EL Limettensaft
½ TL naturreines Salz
½ TL gemahlener Kreuzkümmel
¼ TL schwarzer Pfeffer aus der Mühle
1 Prise Cayennepfeffer (nach Belieben mehr)
3 EL natives Olivenöl extra

Außerdem:

1 Avocado

Die Zutaten für den Salat in eine große Schüssel geben und mischen.

Die Zutaten für das Dressing in eine kleine Schüssel geben, dabei das Olivenöl langsam zugießen und mit dem Schneebesen kräftig schlagen, bis das Dressing eine leicht sämige Konsistenz angenommen hat.

Das Dressing über den Salat gießen. Den Salat gründlich mischen und 1 Stunde ziehen lassen, damit sich seine Aromen voll entfalten können.

Kurz vor dem Servieren die Avocado halbieren, entsteinen, schälen und würfeln. Nach Belieben die Avocadowürfel vorsichtig unter den Salat heben oder ihn damit garnieren.

Nährwerte pro Portion: Brennwert 156 Kalorien; Fett 8 g (gesättigte Fette 1,1 g), Cholesterin 0 mg, Ballaststoffe 4 g, Proteine (Eiweiß) 5 g, Kohlenhydrate 19 g, Natrium 181 mg

Salat mit weißen Bohnen, Fenchel und geröstetem Paprika

Phase 1: Entgiftung
glutenfrei
ohne Milchprodukte
eifrei
vegetarisch
schnell

4 Portionen
Portion: ⅛ l
Ergibt: ½ l
Vorbereitungszeit: 20 Minuten

Ein höchst appetitlicher Salat zum Sattessen, in dem sich cremige Bohnen mit knackigem Fenchel vereinen. Gerösteter Paprika liefert eine feine Räuchernote, während Frühlingszwiebeln und Petersilie mit ihrem frischen, aromatischen Grün die Zutatenpalette abrunden.

Für den Salat:

1 Dose kleine weiße Bohnen (Cannelinibohnen), abgegossen, abgespült und abgetropft
2 Portionen geröstete Paprikaschoten (siehe Rezept Seite 135 f.), gewürfelt
1 Stück (ca. 50 g) frischer Fenchel, fein gewürfelt
12 Basilikumblätter, in schmale Streifen geschnitten
1 große Frühlingszwiebel, in feine Ringe geschnitten
2 EL fein zerkleinerte Petersilie

Für das Dressing:

4 EL natives Olivenöl extra
2 EL frisch gepresster Zitronensaft
1 kleine Knoblauchzehe, geschält und fein zerkleinert

½ TL naturreines Salz
½ TL schwarzer Pfeffer aus der Mühle

Die Zutaten für den Salat in eine große Schüssel geben und mischen.

Die Zutaten für das Dressing in eine kleine Schüssel geben und gründlich verrühren. Das Dressing über den Salat gießen und das Ganze mischen. Man kann den Salat sofort verzehren, aber wenn man ihn 30 Minuten ziehen lässt, entfalten sich die Aromen noch besser.

Nährwerte pro Portion: Brennwert 236 Kalorien; Fett 14 g (gesättigte Fette 2 g), Cholesterin 0 mg, Ballaststoffe 7 g, Proteine (Eiweiß) 6,5 g, Kohlenhydrate 42 g, Natrium 261 mg

Linsensalat mit Petersilie und Oliven

Phase 1: Entgiftung
glutenfrei
ohne Milchprodukte
eifrei
vegetarisch
schnell

4 Portionen
Portion: ¼ l
Ergibt: 1 l
Vorbereitungszeit: 20 Minuten
Ruhezeit: mehrere Stunden

Dieser Salat ist ein ausgezeichnetes Mittagessen zum Mitnehmen. Außerdem hält er sich ein paar Tage im Kühlschrank. Statt der Linsen aus der Dose können Sie auch selbst gegarte Du-Puy-Linsen verwenden.

6 EL frisch gepresster Zitronensaft
80 ml natives Olivenöl extra
1 Dose Linsen, abgegossen und abgetropft
1 kleine rote Zwiebel, geschält und fein gewürfelt
1 große Möhre, geschält und geraspelt
1 große Handvoll glatte Petersilie, fein zerkleinert
150 g kleine entsteinte grüne Oliven

Zitronensaft und Olivenöl in eine große Schüssel geben und verrühren. Die restlichen Zutaten hinzufügen und das Ganze gründlich mischen. Den Salat ein paar Stunden in den Kühlschrank stellen, damit sich die Aromen verbinden können.

Nährwerte pro Portion: Brennwert 347 Kalorien; Fett 22 g (gesättigte Fette 3 g), Cholesterin 0 mg, Ballaststoffe 11 g, Proteine (Eiweiß) 10 g, Kohlenhydrate 32 g, Natrium 322 mg

Quinoa-Kichererbsen-Salat

Phase 1: Entgiftung
glutenfrei
ohne Milchprodukte
eifrei
vegetarisch

4 Portionen
Portion: ¼ l
Ergibt: 1 l
Vorbereitungszeit: 10 Minuten
Garzeit: 30 Minuten
Ruhezeit: mehrere Stunden

Dieser leichte, delikate Salat ist eine ideale, erfrischende Mahlzeit für heiße Tage. Am besten bereitet man ihn am Vortag zu, damit sich

die Aromen gut entfalten können. Quinoa (auch Inkareis genannt) stammt aus Südamerika, zählt zu den sogenannten Pseudogetreiden und ist in Bioläden erhältlich. Ausgesprochen wird der Name: kinwa. Die winzigen, hellen Samen lassen sich auch im Reiskocher garen.

Für den Salat:
130 g Quinoa, gründlich im Sieb abgespült
1 EL natives Olivenöl extra
1 mittelgroße Zwiebel, geschält und klein gewürfelt
1 kleine mittelscharfe grüne Chilischote, entkernt und fein gewürfelt
3 kleine Frühlingszwiebeln, in Ringe geschnitten
130 g Kichererbsen aus der Dose, abgespült und abgetropft

Für das Dressing:
2 EL frisch gepresster Zitronensaft
½ TL Chilipulver
½ TL fein zerkleinerter Oregano
1 TL fein zerkleinerte Petersilie
½ TL naturreines Salz
2 EL natives Olivenöl extra

Drei Achtelliter Wasser zum Kochen bringen. Die Hitze verringern. Quinoa ins Wasser geben und 25 bis 30 Minuten köcheln lassen, bis die Körnchen alle Flüssigkeit aufgesogen haben und weich, aber noch bissfest sind. Abkühlen lassen.

Das Olivenöl in einer Pfanne bei mittlerer Hitze heiß werden lassen. Die Zwiebeln und die Chilischoten hinzufügen und unter Rühren 3 bis 5 Minuten andünsten, bis beides weich ist.

Die Zwiebel-Chili-Mischung, Frühlingszwiebeln, Quinoa und Kichererbsen in eine große Schüssel geben und gründlich mischen.

Die Zutaten für das Dressing in eine kleine Schüssel geben. Dabei das Olivenöl langsam zugießen und mit dem Schneebesen kräftig schlagen, bis das Dressing eine leicht sämige Konsistenz angenommen hat. Das Dressing über den Salat gießen.

Den Salat sehr gründlich mischen und mehrere Stunden im Kühlschrank durchziehen lassen. Eine halbe Stunde vor dem Servieren herausnehmen, damit der Salat Zimmertemperatur annehmen kann.

Nährwerte pro Portion: Brennwert 227 Kalorien; Fett 9 g (gesättigte Fette 1 g), Cholesterin 0 mg, Ballaststoffe 4 g, Proteine (Eiweiß) 6 g, Kohlenhydrate 31 g, Natrium 47 mg

Weißer Bohneneintopf

Phase 1: Entgiftung
glutenfrei
ohne Milchprodukte
eifrei
vegetarisch

4 Portionen
Portion: ⅜ l
Ergibt: 1,5 l
Vorbereitungszeit: 10 Minuten
Garzeit: 35 Minuten

Dieser Eintopf schmeckt delikat. Um den deftigen Geschmack zu verstärken, können Sie den klein gewürfelten Knoblauch vorher in einer kleinen Pfanne rösten, bis er eine tiefe goldgelbe Farbe angenommen hat. Sie geben ihn dann zusammen mit den Bohnen in den Topf.

1 EL natives Olivenöl extra
1 kleine Zwiebel, geschält und gewürfelt
1 kleine Möhre, geschält und klein gewürfelt
1 Stange Staudensellerie, klein gewürfelt
1 Knoblauchzehe, geschält und fein gewürfelt
½ l salzarme Bio-Gemüsebrühe
1 Dose dicke weiße Bohnen, abgegossen und abgespült
⅛ TL fein zerkleinerte Rosmarinnadeln
¼ TL fein zerkleinerte Petersilie
¼ TL fein zerkleinerte Thymianblättchen
½ TL naturreines Salz

Das Olivenöl in einem großen Topf bei mittlerer Hitze heiß werden lassen. Die Zwiebeln unter Rühren 2 bis 3 Minuten andünsten. Möhren, Sellerie und Knoblauch hinzufügen und weitere

4 bis 5 Minuten rühren, bis das Gemüse beginnt, eine weichere Konsistenz anzunehmen.

Brühe, Bohnen und alle Gewürze unterrühren. Das Ganze unter gelegentlichem Rühren 20 bis 30 Minuten köcheln lassen, bis die Flüssigkeit eingedickt ist.

Das Gericht kann warm oder kalt serviert werden.

Nährwerte pro Portion: Brennwert 106 Kalorien; Fett 2 g (gesättigte Fette 0 g), Cholesterin 0 mg, Ballaststoffe 4 g, Proteine (Eiweiß) 5 g, Kohlenhydrate 18 g, Natrium 874 mg

Zweifarbiges Chili

Phase 1: Entgiftung
glutenfrei
ohne Milchprodukte
eifrei
vegetarisch

4 Portionen
Portion: ⅜ l
Ergibt: 1½ l
Vorbereitungszeit: 10 Minuten
Garzeit: 60 Minuten
Ruhezeit: mehrere Stunden

Lassen Sie das Chili am besten über Nacht im Kühlschrank durchziehen, damit sich die Aromen gut verbinden können. Wenn Sie die Schärfe mögen, nehmen Sie einfach mehr Chilipulver.

1 EL natives Olivenöl
1 kleine Zwiebel, geschält und gewürfelt
1 Knoblauchzehe, geschält und zerkleinert
1 kleine Stange Staudensellerie, klein gewürfelt

4 mittelscharfe grüne Chilischoten, entkernt und fein gewürfelt
½ l salzarme Bio-Gemüsebrühe
200 g Kidneybohnen aus der Dose, abgegossen und abgespült
200 g dicke weiße Bohnen aus der Dose, abgegossen und abgespült
1 TL Chilipulver
¼ TL fein zerkleinerte Petersilie
¼ TL fein zerkleinerte Thymianblättchen
½ TL gemahlener Kreuzkümmel
1 Prise Cayennepfeffer
¼ TL naturreines Salz

Das Olivenöl in einem großen Topf bei mittlerer Hitze heiß werden lassen. Zwiebeln, Knoblauch, Sellerie und Chilischoten hinzufügen und unter Rühren 5 bis 7 Minuten andünsten.

Die Brühe zugießen und kurz rühren. Alle restlichen Zutaten zugeben und das Ganze – zugedeckt – etwa 1 Stunde köcheln lassen, bis die Bohnen weich sind und die Flüssigkeit eingedickt ist.

Das Chili kann heiß oder zimmerwarm serviert werden.

Nährwerte pro Portion: Brennwert 112 Kalorien; Fett 3 g (gesättigte Fette 0 g), Cholesterin 0 mg, Ballaststoffe 4 g, Proteine (Eiweiß) 5 g, Kohlenhydrate 17 g, Natrium 545 mg

Beilagen

Gedünstete Möhren mit Petersilie und Schnittlauch

Phase 1: Entgiftung
glutenfrei
ohne Milchprodukte
eifrei
vegetarisch
schnell

6 Portionen
Portion: 2 Möhren
Ergibt: 12 Möhren
Vorbereitungszeit: 10 Minuten
Garzeit: 15 Minuten

Die Möhren werden im Ganzen gegart, was hübsch aussieht – und das ohne großen Aufwand. Mit ihrem süßlichen Aroma passen die Möhren ausgezeichnet als Beilage zu Fleisch, Geflügel oder Fisch. Außerhalb der Saison kaufen Sie am besten knackige Bio-Möhren: zwölf mittelgroße Möhren, Gesamtgewicht ca. 700 Gramm.

12 Möhren vom Bund,
  Kraut entfernt
2 EL natives Olivenöl extra
½ TL naturreines Salz
¼ TL schwarzer Pfeffer aus der Mühle
1 EL fein zerkleinerte Petersilie
1 EL Schnittlauchröllchen
1 TL abgeriebene Zitronenschale

Die Möhren waschen und bürsten, abschaben oder schälen.

Das Olivenöl in einer Pfanne bei mittlerer Hitze heiß werden lassen. Die Möhren hinzufügen, in dem Olivenöl wenden, dann salzen und pfeffern. Die Möhren unter Wenden 2 bis 3 Minuten braten, bis sie leicht gebräunt sind.

Etwa 80 Milliliter Wasser zugießen und die Möhren – zugedeckt – 10 bis 12 Minuten garen, bis sie weich, aber noch bissfest sind.

Zum Servieren die Möhren mit Petersilie, Schnittlauch und der abgeriebenen Zitronenschale bestreuen.

Nährwerte pro Portion: Brennwert 102 Kalorien; Fett 5 g (gesättigte Fette 0,7 g), Cholesterin 0 mg, Ballaststoffe 4 g, Proteine (Eiweiß) 1 g, Kohlenhydrate 14 g, Natrium 260 mg

Geröstete Paprikaschoten

Phase 1: Entgiftung
glutenfrei
ohne Milchprodukte
eifrei
vegetarisch

4 Portionen
Portion: ⅛ l
Ergibt: ½ l
Vorbereitungszeit: 15 Minuten
Garzeit: 10 Minuten
Marinierzeit: 5 Tage

Der Röstvorgang verstärkt den mild-süßlichen Geschmack der Paprikaschoten und schenkt ihnen ein herrliches Röstaroma. Die gerösteten Paprikas schmecken zu allen Gerichten, die einen pikanten Begleiter brauchen. Für das Wenden der Paprikaschoten immer eine lange Grillzange verwenden!

4 mittelgroße rote Paprikaschoten à ca. 180 g

Rösten im Backofen: Den Grill auf die stärkste Stufe einstellen. Die Paprikaschoten auf ein Backblech nebeneinanderlegen und dieses auf die oberste Schiene schieben. Die Schoten unter häufigem Wenden grillen, bis ihre Oberfläche ringsherum verkohlt ist.

Rösten auf dem Holzkohlengrill: Den Grill auf hohe Hitze bringen. Die Paprikaschoten nebeneinander auf den Grillrost legen und grillen, wie zuvor beschrieben.

Zum Abkühlen die gegrillten Paprikaschoten in eine Schüssel legen und diese fest mit Frischhaltefolie verschließen oder in eine Pfanne mit fest schließendem Deckel geben.

Die Paprikaschoten so weit abkühlen lassen, dass man sie problemlos anfassen kann. Dann die verkohlte Schicht sorgfältig entfernen, ebenso den Stiel und die Samen. Über einem Teller arbeiten, um den herabtropfenden Saft aufzufangen. Wenn nötig, die Schoten mit Küchenpapier vorsichtig säubern, keinesfalls waschen, weil das Wasser ihr Aroma erheblich verringert.

Zum Marinieren die Schoten samt dem aufgefangenen Saft in einen luftdicht verschließbaren Behälter geben und 5 Tage im Kühlschrank durchziehen lassen oder portionsweise einfrieren.

Nährwerte pro Portion: Brennwert 31 Kalorien; Fett 0 g (gesättigte Fette 0 g), Cholesterin 0 mg, Ballaststoffe 2 g, Proteine (Eiweiß) 1 g, Kohlenhydrate 7 g, Natrium 2 mg

Gerösteter Paprika mit Knoblauch und Kapern

Phase 1: Entgiftung
glutenfrei
ohne Milchprodukte
eifrei
vegetarisch

4 Portionen
Portion: ⅛ l
Ergibt: ½ l
Vorbereitungszeit: 15 Minuten
Garzeit: 10 Minuten
Marinierzeit: über Nacht

Dieses Rezept ergibt appetitlich schimmernde Paprikaschoten, in Olivenöl getränkt und mit Knoblauch und Kapern übersät. Die Schoten schmecken köstlich als Brotbelag oder Vorspeise. Außerdem eignen sie sich wunderbar für Party-Büfetts. Man kann sie unter dem Backofengrill oder auf dem Holzkohlengrill rösten. Für das Wenden der Paprikaschoten unbedingt eine lange Grillzange verwenden!

5 mittelgroße rote Paprikaschoten à ca. 180 g
4 EL natives Olivenöl extra
2 EL Kapern
1 mittelgroße Knoblauchzehe, durch die Knoblauchpresse gedrückt oder fein zerkleinert
¼ TL naturreines Salz
¼ TL schwarzer Pfeffer aus der Mühle

Rösten im Backofen: Den Grill auf die stärkste Stufe einstellen. Die Paprikaschoten auf ein Backblech nebeneinanderlegen und dieses auf die oberste Schiene schieben. Die Schoten unter häufigem Wenden grillen, bis ihre Oberfläche ringsherum verkohlt ist.

Rösten auf dem Holzkohlengrill: Den Grill auf hohe Hitze bringen. Die Paprikaschoten nebeneinander auf den Grillrost legen und grillen, wie zuvor beschrieben.

Rösten über Gas: Die Paprikaschoten mithilfe einer langen Grillzange direkt über die Flamme des Gasherds halten und von allen Seiten grillen, bis die Haut Blasen wirft und schwarz ist.

Zum Abkühlen die gegrillten Paprikaschoten in eine Schüssel legen und diese fest mit Frischhaltefolie verschließen oder in eine Pfanne mit fest schließendem Deckel geben.

Die Paprikaschoten so weit abkühlen lassen, dass man sie problemlos anfassen kann. Dann die verkohlte Schicht sorgfältig entfernen, ebenso den Stiel und die Samen. Über einem Teller arbeiten, um den herabtropfenden Saft aufzufangen. Wenn nötig, die Schoten mit Küchenpapier vorsichtig säubern, keinesfalls waschen, weil das Wasser ihr Aroma erheblich verringert.

Die Schoten in zwei Schichten in eine flache Schüssel legen. Auf der ersten Schicht die Hälfte vom Olivenöl, der Kapern sowie vom Salz und Pfeffer gleichmäßig verteilen. Über die zweite Schichte den Rest dieser Zutaten geben. Zum Schluss den aufgefangenen Saft darüber träufeln.

Zum Marinieren die Schüssel mit Frischhaltefolie luftdicht verschließen und über Nacht in den Kühlschrank stellen.

Nährwerte pro Portion: Brennwert 168 Kalorien; Fett 15 g (gesättigte Fette 1 g), Cholesterin 0 mg, Ballaststoffe 3 g, Proteine (Eiweiß) 2 g, Kohlenhydrate 9 g, Natrium 250 mg

Gegrilltes Gemüse mit Zitrone und Minze

Phase 1: Entgiftung
glutenfrei
ohne Milchprodukte
eifrei
vegetarisch
schnell

6 Portionen
Portion:
ca. 150 g
Ergibt: ca. 900 g
Vorbereitungszeit:
20 bis 30 Minuten
Garzeit:
10 bis 20 Minuten

Besonders köstlich schmeckt das Gemüse, wenn Sie es auf dem Holzkohlengrill zubereiten. Aber auch die Zubereitung in der Grillpfanne auf dem Herd mindert nicht den kulinarischen Genuss. Die Baby-Auberginen sind mancherorts schwer zu bekommen. Fündig wird man meistens in der Lebensmittelabteilung großer Kaufhäuser oder in Asienläden. Ansonsten nehmen Sie einfach kleine Auberginen. Für dieses Rezept können Sie alle Sorten von Gemüse verwenden, zum Beispiel Spargel, breite Zwiebelringe oder halbierten Porree, und viele leckere Kombinationen kreieren.

2 Baby-Auberginen oder kleine Auberginen
2 rote oder grüne Paprikaschoten, entkernt und in ca. 6 cm breite Streifen geschnitten
2 kleine Zucchini, gewaschen, Enden abgeschnitten und die Frucht in 6 mm dicke Scheiben geschnitten
5 EL natives Olivenöl extra
½ TL naturreines Salz
½ TL schwarzer Pfeffer aus der Mühle

1 mittelgroße Knoblauchzehe, geschält und fein zerkleinert
2 EL frisch gepresster Zitronensaft
2 EL fein zerkleinerte Minzeblätter

Die Enden der Auberginen abschneiden. Die Frucht der Länge nach in ca. 6 mm dicke Scheiben schneiden. Die Rundungen knapp abschneiden, damit alle Scheiben eine ebene Oberfläche haben. Auf eine Platte eine doppelte Lage Küchenpapier legen und die Auberginenscheiben darauf schichten, dabei die Scheiben immer nebeneinanderlegen und jede Schicht mit Küchenpapier abdecken. Auf das Ganze eine zweite Platte legen und diese beschweren (mit Konservendosen oder irgendetwas anderem Schwerem). Die Auberginen 20 bis 30 Minuten stehen lassen, dann nochmals gründlich trocken tupfen.

Alle drei Gemüsesorten mit Olivenöl bestreichen – dafür 2 Esslöffel Olivenöl verwenden – und sparsam salzen und pfeffern (nur die Hälfte vom Salz und Pfeffer verwenden).

Den Holzkohlengrill auf mittlere Hitze bringen oder die Grillpfanne mit 2 Esslöffeln Olivenöl ausstreichen. Beim Grillen im Freien die beiden Esslöffel Olivenöl dazu verwenden, das Gemüse während des Grillens hin und wieder zu bestreichen. Das Gemüse auf jeder Seite 3 bis 6 Minuten grillen, bis jede Gemüsesorte gebräunt und weich ist (die Paprikaschoten brauchen etwas länger als die Auberginen- und Zucchinischeiben). Das gegrillte Gemüse auf eine Platte legen.

Für das Dressing das restliche Olivenöl, das restliche Salz und den restlichen Pfeffer sowie den Knoblauch und Zitronensaft in einer kleinen Schüssel mischen und auf das Gemüse geben. Das Ganze mit Minze bestreuen.

Das Gemüse kann sofort verzehrt werden. Wer möchte, dass die Gemüsestücke das Aroma des Dressings intensiver aufnehmen, lässt die Gemüseplatte zum Marinieren etwa 1 Stunde bei Zimmertemperatur stehen.

Nährwerte pro Portion: Brennwert 143 Kalorien; Fett 12 g (gesättigte Fette 1,7 g), Cholesterin 0 mg, Ballaststoffe 4 g, Proteine (Eiweiß) 1,8 g, Kohlenhydrate 9 g, Natrium 167 mg

Grüne Bohnen mit karamellisierten Zwiebeln

Phase 1: Entgiftung
glutenfrei
ohne Milchprodukte
eifrei
vegetarisch

6 Portionen
Portion: ⅛ l
Ergibt: ¾ l
Vorbereitungszeit: 10 Minuten
Garzeit: 35 Minuten

Appetitlich grün und knackig sind die schlanken Prinzessbohnen, denen in diesem Rezept die karamellisierten Zwiebeln eine raffinierte süßliche Note verleihen. Sowohl die Bohnen als auch die Zwiebeln können Sie einen Tag im Voraus zubereiten (zum Beispiel für eine Party) und dann kurz vor dem Servieren mischen. Statt der Prinzessbohnen können Sie auch die breiten Gartenbohnen verwenden und diese einfach der Länge nach halbieren. Unabhängig von der Saison sind die Prinzessbohnen rund ums Jahr tiefgefroren überall erhältlich.

500 g frische Prinzessbohnen, Stängelansätze abgeschnitten
1 Prise plus ½ TL naturreines Salz
2 EL natives Olivenöl extra
2 (ca. 210–240 g) rote Zwiebeln, geschält, halbiert und in schmale Halbringe geschnitten
¼ TL schwarzer Pfeffer aus der Mühle
1 kleine Knoblauchzehe, geschält und fein zerkleinert

Eine Schüssel mit Eiswasser bereitstellen. In einem großen Topf reichlich Wasser mit der Prise Salz zum Kochen bringen. Die Bohnen hinzufügen und 1 bis 2 Minuten garen. Abgießen und sofort kurz ins Eiswasser legen, dann das Eiswasser abgießen und die Bohnen trocken tupfen.

Das Olivenöl in einer großen Pfanne bei mittlerer Hitze heiß werden lassen. Die Zwiebeln, das restliche Salz und den Pfeffer hinzufügen. Die Zwiebeln unter mehrmaligem Wenden 10 bis 15 Minuten braten, bis sie glasig sind. Den Knoblauch unterrühren, und das Ganze weitere 20 Minuten garen, bis die Zwiebeln goldbraun sind.

Kurz vor dem Servieren die Bohnen unter die Zwiebeln mischen und durchwärmen. Nach Belieben mit ein wenig Salz und Pfeffer abschmecken und sofort servieren.

Nährwerte pro Portion: Brennwert 76 Kalorien; Fett 5 g (gesättigte Fette 0,7 g), Cholesterin 0 mg, Ballaststoffe 3 g, Proteine (Eiweiß) 2 g, Kohlenhydrate 8 g, Natrium 165 mg

Geröstete rote Kartoffeln mit Rosmarin

Phase 1: Entgiftung
glutenfrei
ohne Milchprodukte
eifrei
vegetarisch
schnell

4 Portionen
Portion: 125 g
Ergibt: 500 g
Vorbereitungszeit:
5 Minuten
Garzeit:
20 bis 25 Minuten

Diese Kartoffeln mit roter Schale und ihrem tiefgelben, geschmackvollen Fruchtfleisch sind schnell zubereitet und schmecken zu jeder Art von Geflügel, Fleisch oder Fisch.

16 (ca. 500 g) kleine rote Kartoffeln, gründlich gewaschen, trockengetupft und geviertelt
3 EL natives Olivenöl extra
1 EL fein zerkleinerte Rosmarinnadeln
½ TL naturreines Salz
½ TL schwarzer Pfeffer aus der Mühle

Den Backofen auf 200° C vorheizen.

Die Kartoffeln mit den restlichen Zutaten in eine große Schüssel geben und mischen. Die Mischung auf einem Backblech in einer Schicht ausbreiten und 20 bis 25 Minuten im vorgeheizten Ofen backen, bis die Kartoffeln außen kross und innen weich sind.

Nährwerte pro Portion: Brennwert 176 Kalorien; Fett 11 g (gesättigte Fette 1,5 g), Cholesterin 0 mg, Ballaststoffe 1,9 g, Proteine (Eiweiß) 2 g, Kohlenhydrate 18 g, Natrium 247 mg

Gedünsteter Spinat mit Knoblauch und Zitrone

Phase 1: Entgiftung
glutenfrei
ohne Milchprodukte
eifrei
vegetarisch
schnell

4 Portionen
Portion: ⅛ l
Ergibt: ½ l
Vorbereitungszeit: 15 Minuten
Garzeit: 5 bis 8 Minuten

Servieren Sie Fleisch, Fisch oder Geflügel immer wieder mal auf einem delikaten, leuchtend grünen Spinatbett.

3 EL natives Olivenöl extra
4 mittelgroße Knoblauchzehen, geschält und fein zerkleinert
900 g Spinat, verlesen
½ TL naturreines Salz
½ TL schwarzer Pfeffer aus der Mühle
½ TL abgeriebene Zitronenschale

Das Olivenöl in einer großen Pfanne bei mittlerer Hitze heiß werden lassen. Den Knoblauch hinzufügen und unter Rühren braten, bis er eine leichte goldgelbe Farbe angenommen hat. Spinat, Salz und Pfeffer zugeben und garen, bis die Spinatblätter zusammengefallen sind. Vom Herd nehmen und die abgeriebene Zitronenschale unterrühren. Sofort servieren.

Nährwerte pro Portion: Brennwert 136 Kalorien; Fett 11 g (gesättigte Fette 1,6 g), Cholesterin 0 mg, Ballaststoffe 4 g, Proteine (Eiweiß) 5 g, Kohlenhydrate 7 g, Natrium 370 mg

Langsam gebackene Kartoffeln mit Oregano und Knoblauch

Phase 1: Entgiftung
glutenfrei
ohne Milchprodukte
eifrei
vegetarisch

4 Portionen
Portion: 1 Kartoffel
Ergibt: 4 Kartoffeln
Vorbereitungszeit: 15 Minuten
Garzeit: 1½ Stunden

Außen kross und innen weich sind diese langsam gebackenen Kartoffeln. Das Aroma des Oregano bleibt zwar dezent im Hintergrund, gibt den Kartoffeln aber eine zusätzliche Geschmacksdimension. Dieses Rezept ist sehr praktisch, wenn man Gäste hat, weil Sie sich während der Backzeit kaum um die Kartoffeln kümmern müssen und sich Ihren Gästen oder der Zubereitung anderer Teile der Mahlzeit widmen können.

4 mittelgroße festkochende Kartoffeln, gründlich gewaschen und geviertelt
3 EL natives Olivenöl extra

1 mittelgroße Knoblauchzehe, geschält und fein gewürfelt
1 EL fein zerkleinerter Oregano
1 TL naturreines Salz
½ TL Pfeffer aus der Mühle

Den Backofen auf 180° C vorheizen.

Einen guten Liter Wasser zum sprudelnden Kochen bringen. Die Kartoffeln hinzufügen und 2 Minuten garen. Abgießen.

Die Kartoffeln nebeneinander in eine große, stiellose, ofenfeste Pfanne oder eine flache Auflaufform geben. Die restlichen Zutaten gleichmäßig darauf verteilen. Die Kartoffeln im vorgeheizten Ofen 1½ Stunden backen, bis sie goldbraun sind. Während der Backzeit die Kartoffeln alle 30 Minuten wenden.

Nährwerte pro Portion: Brennwert 155 Kalorien; Fett 4 g (gesättigte Fette 0,5 g), Cholesterin 0 mg, Ballaststoffe 3 g, Proteine (Eiweiß) 3 g, Kohlenhydrate 29 g, Natrium 487 mg

In Kokosmilch gegarter Basmatireis mit Limettenaroma

Phase 1: Entgiftung
glutenfrei
ohne Milchprodukte
eifrei
vegetarisch
(bei Verwendung von Gemüsebrühe)

6 Portionen
Portion: ⅛ l
Ergibt: ¾ l
Vorbereitungszeit: 20 Minuten
Garzeit: 45 Minuten

Die Kokosmilch gibt dem Reis zusätzliche sättigende Fülle, während der Limettensaft für das frische Aroma sorgt. Frühlingszwiebeln und Koriandergrün sprenkeln den Reis hübsch grün. Basmati-Naturreis bekommen Sie in Bioläden.

2 EL natives Olivenöl extra
1 kleine Zwiebel, geschält und fein gewürfelt
1 mittelgroße Knoblauchzehe, geschält und fein gewürfelt
180 g Basmati-Naturreis
180 ml Bio-Gemüse- oder Hühnerbrühe
180 ml ungesüßte Kokosmilch
120 ml Wasser
½ TL naturreines Salz
30 g rohe ungesalzene Cashewkerne, grob gehackt
2 kleine Frühlingszwiebeln, in feine Ringe geschnitten
4 El fein zerkleinertes Koriandergrün
1 EL frisch gepresster Limettensaft

Das Olivenöl in einer großen Pfanne bei mittlerer Hitze heiß werden lassen. Die Zwiebeln hinzufügen und unter Rühren 3 bis 4 Minuten andünsten, bis sie glasig sind. Den Knoblauch zugeben und 30 Sekunden rühren. Den Reis einrühren, bis alle Körner mit Olivenöl überzogen sind. Brühe, Kokosmilch, Wasser und Salz zugeben. Das Ganze zum Köcheln bringen und – zugedeckt – 40 bis 60 Minuten leicht köcheln lassen, bis der Reis alle Flüssigkeit aufgesogen hat (je nach verwendeter Basmatireis-Sorte variiert die Garzeit). Vom Herd nehmen und den Reis noch 5 Minuten quellen lassen.

In der Zwischenzeit die Cashewkerne in einer kleinen Pfanne (ohne Öl) unter Rühren etwa 5 Minuten rösten, bis sie etwas Farbe angenommen haben (aufpassen, dass sie nicht verbrennen). Zum Abkühlen auf einem Teller ausbreiten.

Den gegarten Reis mit einer Gabel lockern. Die Frühlingszwiebeln, Koriandergrün und Limettensaft unterheben.

Zum Servieren mit den gerösteten Cashewkernen bestreuen.

Nährwerte pro Portion: Brennwert 216 Kalorien; Fett 9,5 g (gesättigte Fette 5 g), Cholesterin 1 mg, Ballaststoffe 2 g, Proteine (Eiweiß) 5 g, Kohlenhydrate 28 g, Natrium 186 mg

Gebackene Süßkartoffeln

Phase 1: Entgiftung
glutenfrei
ohne Milchprodukte
eifrei
vegetarisch

4 Portionen
Portion: 8 Süßkartoffelstücke
Ergibt: 4 Süßkartoffeln
Vorbereitungszeit: 10 Minuten
Garzeit: 40 Minuten

Eine perfekte Beilage für die kalte Jahreszeit!. Der Geschmack des weichen, orangefarbenen Fleisches der Süßkartoffel wird durch die Gewürze intensiviert, wobei Salz und Pfeffer den Gegenpol zum süßlichen Geschmack dieser Wurzelknolle bilden.

4 (ca. 1 kg) große Süßkartoffeln, gründlich gewaschen und geachtelt
3 EL natives Olivenöl extra
½ TL naturreines Salz
½ TL schwarzer Pfeffer aus der Mühle
¼ TL Cayennepfeffer
¼ TL gemahlener Zimt
2 EL Schnittlauchröllchen
naturreines Salz zum Abschmecken (nach Belieben)

Den Backofen auf 220° C vorheizen.

Die Süßkartoffelstücke auf ein Backblech geben. Olivenöl, Salz, schwarzen Pfeffer, Cayennepfeffer und Zimt darauf verteilen. Das Ganze gründlich mischen.

Die Süßkartoffelstücke nebeneinander in einer Schicht anordnen und im vorgeheizten Ofen 40 Minuten backen, bis sie weich und gebräunt sind, dabei die Stücke zweimal wenden.

Zum Servieren mit Schnittlauchröllchen und nach Belieben mit etwas Salz bestreuen.

Nährwerte pro Portion: Brennwert 217 Kalorien; Fett 11 g (gesättigte Fette 1,5 g), Cholesterin 0 mg, Ballaststoffe 5 g, Proteine (Eiweiß) 3 g, Kohlenhydrate 36 g, Natrium 294 mg

Frühstück

Apfel-Walnuss-Amarant

Phase 1: Entgiftung
glutenfrei
ohne Milchprodukte
eifrei
vegetarisch
schnell

4 Portionen
Portion: 160 ml
Ergibt: 640 ml
Vorbereitungszeit: 5 Minuten
Garzeit: 30 Minuten

Amarant, ein nussig schmeckendes, nährstoffreiches Pseudogetreide, ist eine ausgezeichnete Quelle für Vitamine, pflanzliche Proteine und Mineralstoffe.

210 g Amarant
¾ l ungesüßte Sojamilch
¼ TL gemahlener Zimt
1 Prise naturreines Salz (nach Belieben)
1 großer Apfel (ungeschält) entkernt und gewürfelt
70 g gehackte Walnüsse

Alle Zutaten – außer den Walnüssen – in einen Topf geben und zum Kochen bringen. Bei geringer Hitze das Ganze – zugedeckt – 25 bis 30 Minuten leicht köcheln lassen, bis der Amarant weich ist.

Zum Servieren mit Walnüssen bestreuen.

Nährwerte pro Portion: Brennwert 380 Kalorien; Fett 15 g (gesättigte Fette 2,2 g), Cholesterin 0 mg, Ballaststoffe 10 g, Proteine (Eiweiß) 16 g, Kohlenhydrate 48 g, Natrium 83 mg

Himbeer-Milchshake

Phase 1: Entgiftung
glutenfrei
ohne Milchprodukte
eifrei
vegetarisch
schnell

1 Portion
Portion: gut ½ l
Vorbereitungszeit: 5 Minuten

Ein schnelles, leichtes Frühstück.

⅛ l pure Sojamilch
⅛ l Sojajoghurt
200 g tiefgekühlte oder frische Himbeeren
1 EL geschroteter Leinsamen

Alle Zutaten in den Mixer geben und glatt pürieren.

Nährwerte pro Portion: Brennwert 287 Kalorien; Fett 8 g (gesättigte Fette 1,1 g), Cholesterin 0 mg, Ballaststoffe 10 g, Proteine (Eiweiß) 10 g, Kohlenhydrate 48 g, Natrium 80 mg

Naturreis mit Nüssen und Leinsamen

Phase 1: Entgiftung
glutenfrei
ohne Milchprodukte
eifrei
vegetarisch

2 Portionen
Portion: 180 ml
Ergibt: 360 ml
Vorbereitungszeit: 5 Minuten
Garzeit: 50 Minuten

So lässt sich Naturreis als Frühstück zubereiten.

90 g langkörniger Naturreis
¼ l pure Sojamilch
¼ TL frisch gemahlene Muskatnuss
1 Prise naturreines Salz (nach Belieben)
8 Paranüsse, fein gehackt
2 EL geschroteter Leinsamen

Reis, Sojamilch, Muskatnuss und Salz (nach Belieben) in einen Topf geben und unter ständigem Rühren zum Kochen bringen. Das Ganze – zugedeckt – bei geringer Hitze 45 bis 50 Minuten leicht köcheln lassen, bis der Reis weich ist.

Zum Servieren mit Paranüssen und Leinsamen bestreuen.

Nährwerte pro Portion: Brennwert 372 Kalorien; Fett 17 g (gesättigte Fette 3,2 g), Cholesterin 0 mg, Ballaststoffe 6 g, Proteine (Eiweiß) 12 g, Kohlenhydrate 46 g, Natrium 56 mg

Frühstücksburger

Phase 1: Entgiftung
glutenfrei
ohne Milchprodukte
eifrei
schnell

8 Portionen
Portion: 1 Burger à ca. 60 g
Ergibt: 480 g
Vorbereitungszeit: 20 Minuten
Garzeit: 6 bis 8 Minuten

Wer gerne deftig frühstückt, findet in dieser Burger-Variante mit Putenhackfleisch, Salbei und Apfel eine köstliche und obendrein gesunde Alternative zu den üblichen Wurstwaren. Verwenden Sie am besten eine Bio-Apfelsorte mit festem Fruchtfleisch.

3 EL natives Olivenöl extra
450 g Putenhackfleisch
¼ Apfel (mittelgroß), in feine Würfel geschnitten
1 kleine rote Zwiebel, geschält und fein gewürfelt
2 TL fein zerkleinerte Salbeiblätter
½ TL fein zerkleinerte Thymianblättchen
½ TL naturreines Salz
½ TL schwarzer Pfeffer aus der Mühle

Etwa 1 Esslöffel Olivenöl mit allen anderen Zutaten in eine große Schüssel geben und sehr gründlich mischen, am besten mit der Hand durchkneten. Aus der Hackfleischmasse acht Burger formen (Durchmesser 10 cm, ca. 1 cm dick).

Das restliche Olivenöl in einer großen Pfanne bei mittlerer Hitze heiß werden lassen. Die Burger auf jeder Seite 3 bis 4 Minuten braten, bis sie außen knusprig und innen noch saftig, aber nicht mehr rosa sind.

Nährwerte pro Portion: Brennwert 126 Kalorien; Fett 9 g (gesättigte Fette 3,7 g), Cholesterin 45 mg, Ballaststoffe 0 g, Proteine (Eiweiß) 11 g, Kohlenhydrate 1 g, Natrium 160 mg

Rosmarin-Bohnen-Dip mit Möhrensticks und Frühlingszwiebeln

Phase 1: Entgiftung
glutenfrei
ohne Milchprodukte
eifrei
vegetarisch
schnell

5 Portionen
Portion: 4 Esslöffel
Ergibt: 300 ml
Zubereitungszeit: 25 Minuten

Dieser Dip eignet sich ausgezeichnet für den Sonntagsbrunch. Gut dazu schmecken auch in Streifen geschnittene Paprikaschoten in verschiedenen Farben.

1 Dose dicke weiße Bohnen, abgegossen, abgespült und abgetropft
5 EL natives Olivenöl extra
2 mittelgroße Knoblauchzehen, geschält und fein zerkleinert
1 TL gehackte Rosmarinnadeln
¼ TL naturreines Salz

¾ TL schwarzer Pfeffer aus der Mühle
3 Möhren, geschält und der Länge nach in Sticks geschnitten
5 junge Frühlingszwiebeln
Olivenöl zum Beträufeln

Bohnen, Olivenöl, Knoblauch, Rosmarin, Salz und Pfeffer in den Mixer geben und in Intervallen mixen, bis die Masse glatt ist.

Zum Servieren den Dip mit ein paar Tropfen Olivenöl beträufeln. Möhrensticks und Frühlingszwiebeln dazu reichen.

Nährwerte pro Portion: Brennwert 202 Kalorien; Fett 14 g (gesättigte Fette 2 g), Cholesterin 0 mg, Ballaststoffe 6 g, Proteine (Eiweiß) 5 g, Kohlenhydrate 18 g, Natrium 450 mg

Vinaigrettes, Saucen und Dressings

Tomatensalsa – Grundrezept

Phase 1: Entgiftung
glutenfrei
ohne Milchprodukte
eifrei
vegetarisch
schnell

4 Portionen
Portion: 4 Esslöffel
Ergibt: 240 ml
Vorbereitungszeit: 15 Minuten

Verwenden Sie für diese Salsa (Sauce) die reifsten und saftigsten Tomaten, die Sie finden können. Die Tomatensalsa passt zu frischem oder gegartem Gemüse genauso gut wie zu gegrilltem Fisch oder Hühnerfleisch.

180 g Tomaten, fein gewürfelt
1 kleine rote Zwiebel, geschält und sehr fein gewürfelt
½ kleine mittelscharfe grüne Chilischote, entkernt und sehr fein gewürfelt
3 EL fein zerkleinertes Koriandergrün
2 TL frisch gepresster Limettensaft
¼ TL naturreines Salz
¼ TL schwarzer Pfeffer aus der Mühle

Alle Zutaten in eine Schüssel geben und gründlich mischen. Die Salsa kann gekühlt oder zimmerwarm serviert werden. Zum Aufbewahren im Kühlschrank in einen luftdicht verschließbaren Behälter füllen.

Nährwerte pro Portion: Brennwert 13 Kalorien; Fett 0 g (gesättigte Fette 0 g), Cholesterin 0 mg, Ballaststoffe 0,4 g, Proteine (Eiweiß) 0 g, Kohlenhydrate 3 g, Natrium 122 mg

Koriander-Pesto

Phase 1: Entgiftung
glutenfrei
ohne Milchprodukte
eifrei
vegetarisch
schnell

5 Portionen
Portion: 2 Esslöffel
Ergibt: 150 ml
Vorbereitungszeit: 10 Minuten

Diese köstliche Variante des traditionellen Basilikum-Pesto passt besonders gut zu gegrilltem Fisch oder Hühnerfleisch.

- 4 Handvoll Koriandergrün (Blätter und weiche Stängel), grob zerkleinert
- 2 mittelgroße Knoblauchzehen, geschält und grob zerkleinert
- 1 TL fein zerkleinerte mittelscharfe grüne Chilischoten
- 4 EL natives Olivenöl extra
- 4 TL frisch gepresster Limettensaft
- ½ TL naturreines Salz
- ¼ TL schwarzer Pfeffer aus der Mühle

Alle Zutaten in den Mixer geben und in Intervallen glatt pürieren.

Zum Aufbewahren im Kühlschrank das Pesto in ein luftdicht schließendes Glas geben. Zum Einfrieren esslöffelweise in Eiswürfelbehälter füllen und einfrieren. Die gefrorenen Pestowürfel in einen Gefrierbeutel geben.

Nährwerte pro Portion: Brennwert 107 Kalorien; Fett 11 g (gesättigte Fette 1,6 g), Cholesterin 0 mg, Ballaststoffe 0 g, Proteine (Eiweiß) 0 g, Kohlenhydrate 1 g, Natrium 198 mg

Tomatensauce mit Kräutern

Phase 1: Entgiftung
glutenfrei
ohne Milchprodukte
eifrei
vegetarisch
schnell

7 Portionen
Portion: 2½ Esslöffel
Ergibt: ½ l
Vorbereitungszeit: 10 Minuten
Garzeit: 20 bis 25 Minuten

Diese ziemlich scharfe Sauce schmeckt angenehm frisch. Oregano, Petersilie und Basilikum liefern reichlich Antioxidantien.

4 EL natives Olivenöl extra
1 mittelgroße Knoblauchzehe, geschält und gewürfelt
2 Dosen ganze Tomaten, abgegossen
1 EL fein zerkleinerte Petersilie
1 EL fein zerkleinerter Oregano
½ TL naturreines Salz
¼ TL schwarzer Pfeffer aus der Mühle
¼ TL grob gemahlene Chiliflocken
6 Basilikumblätter, in feine Streifen geschnitten

Das Olivenöl in einer Pfanne bei mittlerer Hitze heiß werden lassen. Den Knoblauch hinzufügen und unter Rühren 1 bis 2

Minuten andünsten, bis er goldgelb ist. Die Tomaten mit der Hand zerquetschen und zugeben. Petersilie, Oregano, Salz, Pfeffer und Chiliflocken unterrühren. Das Ganze zum Köcheln bringen und unter gelegentlichem Rühren etwa 20 Minuten leicht köcheln lassen, bis die Sauce sämig dick ist. Das Basilikum unterheben und die Sauce dann sofort vom Herd nehmen.

Nährwerte pro Portion: Brennwert 108 Kalorien; Fett 9 g (gesättigte Fette 1,3 g), Cholesterin 0 mg, Ballaststoffe 1 g, Proteine (Eiweiß) 2 g, Kohlenhydrate 5 g, Natrium 283 mg

Mediterrane Tomatensalsa

Phase 1: Entgiftung
glutenfrei
ohne Milchprodukte
eifrei
vegetarisch
schnell

6 Portionen
Portion: 4 Esslöffel
Ergibt: 180 ml
Vorbereitungszeit: 25 Minuten

Oliven, Kapern, Pinienkerne, frische Kräuter und natürlich die Tomaten lassen diese Salsa vor mediterranen Aromen förmlich bersten. Verwenden Sie die aromatischsten Tomaten, die Sie finden können. Im Winter leisten Kirschtomaten gute Dienste, während im Sommer vielerorts herrliche Tomaten aus der Region erhältlich sind.

350 g vollreife frische Tomaten, klein gewürfelt
12 in Lake eingelegte schwarze Oliven (ideal:

Kalamata-Oliven), entsteint und in feine Ringe geschnitten
5 große Basilikumblätter, in feine Streifen geschnitten
½ kleine rote Zwiebel, geschält und fein gewürfelt
1 kleine Knoblauchzehe, geschält und fein gewürfelt
2 EL fein zerkleinerte Petersilie
2 EL natives Olivenöl extra
1 EL Kapern, abgetropft
1 EL Pinienkerne
½ TL Limettensaft
¼ TL naturreines Salz
¼ TL schwarzer Pfeffer aus der Mühle

Alle Zutaten in eine Schüssel geben und gründlich mischen.

Zum Aufbewahren im Kühlschrank in einen luftdicht verschließbaren Behälter füllen.

Nährwerte pro Portion: Brennwert 68 Kalorien; Fett 6 g (gesättigte Fette 0,8 g), Cholesterin 0 mg, Ballaststoffe 1 g, Proteine (Eiweiß) 1 g, Kohlenhydrate 2 g, Natrium 186 mg

Einfache Vinaigrette

Phase 1: Entgiftung
glutenfrei
ohne Milchprodukte
eifrei
vegetarisch
schnell

4 Portionen
Portion: 2 Esslöffel
Ergibt: 120 ml
Vorbereitungszeit: 5 Minuten

Der Geschmack dieser einfachen Vinaigrette lässt sich vielseitig anreichern. Das reicht von frischen, fein zerkleinerten Kräutern wie Petersilie, Thymian oder Schnittlauch über Knoblauch bis hin zu den verschiedenen Zwiebelsorten wie Schalotten und rote oder weiße Zwiebeln. Diese Vinaigrette eignet sich für jeden Blattsalat, man kann sie aber auch auf gegrillten Fisch oder gegrilltes Hühnerfleisch träufeln.

2 EL frisch gepresster Zitronensaft
1 mittelgroße Knoblauchzehe, fein zerkleinert
½ TL naturreines Salz
½ TL schwarzer Pfeffer aus der Mühle
6 EL natives Olivenöl extra

Alle Zutaten – außer dem Olivenöl – in eine Schüssel geben und mischen. Dann das Olivenöl langsam zugießen und dabei kräftig mit dem Schneebesen schlagen, bis die Vinaigrette eine leicht sämige Konsistenz angenommen hat. Oder alle Zutaten zusammen in ein fest schließendes Glas geben und dieses so lange schütteln, bis die leicht sämige Konsistenz erreicht ist.

Nährwerte pro Portion: Brennwert 190 Kalorien; Fett 21 g (gesättigte Fette 2,9 g), Cholesterin 0 mg, Ballaststoffe 0 g, Proteine (Eiweiß) 0 g, Kohlenhydrate 0 g, Natrium 240 mg

Granatapfel-Vinaigrette

Phase 1: Entgiftung
glutenfrei
ohne Milchprodukte
eifrei
vegetarisch
schnell

5 Portionen
Portion: 2 Esslöffel
Ergibt: 150 ml
Vorbereitungszeit: 5 Minuten

Diese rötliche Vinaigrette mit ihrem raffinierten Geschmack passt besonders gut zu Salat- und Gemüsesorten, die Bitterstoffe enthalten, zum Beispiel Endivie, Chicoree, Frisée, Rucola oder Radicchio. Die Granatapfelmelasse ist ein dicker, dunkler Sirup, der aus dem Saft des Granatapfels gewonnen wird. Ihr süß-säuerlicher Geschmack rundet ausgezeichnet die anderen Aromen dieser Vinaigrette ab. Granatapfelmelasse bekommen Sie im Reformhaus, in Bioläden und in manchen großen, gut sortierten Supermärkten. Dort erhalten Sie auch den reinen Granatapfelsaft. Beim Dijon-Senf gibt es verschiedene aromatisierte Varianten, verwenden Sie für diese Vinaigrette die »Urform«, bei der auf dem Glas »Dijon Originale« steht, die in fast jedem Supermarkt erhältlich ist.

3 EL Granatapfelsaft
1 EL frisch gepresster Zitronensaft

1 TL Granatapfelmelasse
1 kleine Knoblauchzehe, geschält und fein zerkleinert
½ TL Dijon-Senf (»Dijon Originale«)
½ TL naturreines Salz
½ TL schwarzer Pfeffer aus der Mühle
6 EL natives Olivenöl extra

Alle Zutaten – außer dem Olivenöl – in eine Schüssel geben und mischen. Dann das Olivenöl langsam zugießen und dabei kräftig mit dem Schneebesen schlagen, bis die Vinaigrette eine leicht sämige Konsistenz angenommen hat.

Oder alle Zutaten zusammen in ein fest schließendes Glas geben und dieses so lange schütteln, bis die leicht sämige Konsistenz erreicht ist.

Nährwerte pro Portion: Brennwert 169 Kalorien; Fett 17 g (gesättigte Fette 2,4 g), Cholesterin 0 mg, Ballaststoffe 0 g, Proteine (Eiweiß) 0 g, Kohlenhydrate 4 g, Natrium 206 mg

Basilikum-Pesto mit Pistazien und Pinienkernen

Phase 1: Entgiftung
glutenfrei
ohne Milchprodukte
eifrei
vegetarisch
schnell

16 Portionen
Portion: 2 Esslöffel
Ergibt: 480 ml
Vorbereitungszeit: 15 Minuten
Röstzeit: 6 bis 8 Minuten

Dieses Pesto passt ausgezeichnet zu gegrilltem Hühnerfleisch oder Fisch und gegartem Vollkorngetreide. Es kann gut auf Vorrat zubereitet werden, da es sich problemlos einfrieren lässt. Falls diese köstliche Würzpaste etwas zu dick geraten ist, kann man sie kurz vor dem Servieren mit etwas heißer Gemüsebrühe oder heißem Wasser verdünnen.

240 g Pistazienkerne
120 g Pinienkerne
1 Handvoll frisches Basilikum (Blätter und weiche Stängel), grob zerkleinert
2 mittelgroße Knoblauchzehen, geschält und grob zerkleinert
180 ml natives Olivenöl extra
½ TL naturreines Salz
¼ TL schwarzer Pfeffer aus der Mühle

Den Backofen auf 180° C vorheizen.

Die Pistazien- und Pinienkerne in einer Schicht auf ein Backblech legen und 6 bis 8 Minuten im vorgeheizten Ofen goldbraun rösten, dabei die Nüsse mehrmals wenden (aufpassen, dass sie nicht verbrennen). Zum Abkühlen auf einem Teller ausbreiten.

Die abgekühlten Pistazien- und Pinienkerne zusammen mit allen restlichen Zutaten in den Mixer geben und in Intervallen glatt pürieren.

Zum kurzfristigen Aufbewahren im Kühlschrank das Pesto in ein luftdicht schließendes Glas geben. Zum Einfrieren esslöffelweise in Eiswürfelbehälter füllen und einfrieren. Die gefrorenen Pestowürfel in einen Gefrierbeutel geben.

Nährwerte pro Portion: Brennwert 222 Kalorien; Fett 22 g (gesättigte Fette 2,6 g), Cholesterin 0 mg, Ballaststoffe 2 g, Proteine (Eiweiß) 4 g, Kohlenhydrate 6 g, Natrium 60 mg

Phase 2

Vorspeisen und Snacks

Gefüllte Eier mit Cashewkernen

Phase 2: Aufbauessen
glutenfrei
ohne Milchprodukte
schnell

4 Portionen
Portion: 2 Eihälften
Ergibt: 8 Eihälften
Vorbereitungszeit: 30 Minuten

Curry und gehackte Cashewkerne geben diesen klassischen »Eihappen« eine neue Geschmacksnote. Agavendicksaft bekommen Sie im Reformhaus oder Bioladen.

4 hart gekochte Eier, geschält und halbiert
2 EL hausgemachte Mayonnaise (siehe Rezept Seite 229) oder Bio-Sojamayonnaise
¾ TL Currypulver
½ TL Reisweinessig
½ TL Agavendicksaft
¼ TL frisch geriebener Ingwer
1 Prise naturreines Salz
1 Prise schwarzer Pfeffer aus der Mühle
1 TL fein zerkleinerte Frühlingszwiebeln
8 große rohe ungesalzene Cashewkerne, fein gehackt

Das Eigelb aus den Eiern herausnehmen und in eine kleine Schüssel geben. Mayonnaise, Currypulver, Reisweinessig, Agavendicksaft, Ingwer, Salz und Pfeffer hinzufügen und das Ganze mit einer Gabel gründlich vermengen. Die Frühlingszwiebeln untermischen.

Die Mischung mithilfe eines Teelöffels gleichmäßig auf die Eihälften verteilen und jeweils mit Cashewkernen bestreuen. Sofort servieren oder – für den späteren Verzehr – die Eier auf einen Teller setzen, mit Frischhaltefolie abdecken und in den Kühlschrank stellen.

Nährwerte pro Portion: Brennwert 173 Kalorien; Fett 14 g (gesättigte Fette 3,3 g), Cholesterin 220 mg, Ballaststoffe 0 g, Proteine (Eiweiß) 7 g, Kohlenhydrate 5 g, Natrium 159 mg

Eiersalat mit Koriander und Chicoree

Phase 2: Aufbauessen
glutenfrei

2 Portionen
Portion:
4 Esslöffel Eiersalat
Ergibt: ¼ l Eiersalat
Vorbereitungszeit:
15 Minuten
Garzeit: 20 Minuten

Ideal ist es, wenn Sie diesen Eiersalat mit Omega-3-Eiern zubereiten. Sie sind eine gute Quelle für die wertvollen Omega-3-Fettsäuren, gehören allerdings nicht zum Standardsortiment der Supermärkte.

Falls Sie diese Eier nicht bekommen, können Sie natürlich auch normale Bio-Eier verwenden.

4 Omega-3-Eier
1 Frühlingszwiebel, in feine Ringe geschnitten
2 EL fein zerkleinerte Korianderblättchen
2 EL Bio-Sojamayonnaise
2 TL Dijon-Senf
1 Prise naturreines Salz
1 Prise schwarzer Pfeffer aus der Mühle
1 Chicoree, in einzelne Blätter zerlegt
1 großer roter Apfel, in schmale Spalten geschnitten

Die Eier in einen Topf mit kaltem Wasser geben. Das Wasser bei mittlerer Hitze zum Kochen bringen. Den Topf vom Herd nehmen und die Eier – fest zugedeckt – 15 Minuten stehen lassen. Die Eier herausnehmen und mit eiskaltem Wasser abschrecken. »Fingerverträglich« abkühlen lassen, dann schälen und grob zerkleinern.

Eier, Frühlingszwiebeln, Dill, Mayonnaise, Senf, Salz und Pfeffer in eine Schüssel geben und gründlich mischen.

Zum Servieren die Chicoreeblätter und die Apfelspalten auf zwei Tellern anrichten und den Eiersalat obenauf setzen.

Nährwerte pro Portion: Brennwert 270 Kalorien; Fett 15 g (gesättigte Fette 3,6 g), Cholesterin 423 mg, Ballaststoffe 4 g, Proteine (Eiweiß) 15 g, Kohlenhydrate 19 g, Natrium 398 mg

Orientalischer Joghurt-Dip mit Chicoree

Phase 2: Aufbauessen
glutenfrei
eifrei
vegetarisch
schnell

4 Portionen
Portion: 4 Esslöffel
Ergibt: 240 ml
Vorbereitungszeit: 15 Minuten

Die Chiliflocken geben diesem würzigen Dip eine gewisse Schärfe, während die Minze ihr typisches frisches Aroma beisteuert. Statt der Chiliflocken können Sie auch einfach schwarzen Pfeffer aus der Mühle verwenden. Der griechische Joghurt besitzt eine cremige, stichfeste Konsistenz, die durch langes Abtropfen bei der Herstellung entsteht. Die Chicoreeblätter dienen als Löffel.

250 g griechischer Joghurt
2 EL natives Olivenöl extra
¼ TL naturreines Salz
¼ TL grob gemahlene Chiliflocken
2 EL frisch gepresster Zitronensaft
2 EL fein zerkleinerte Minzeblätter
1 kleine Knoblauchzehe, geschält und fein zerkleinert
4 Chicoree, in einzelne Blätter zerlegt

Außerdem

2 EL natives Olivenöl extra zum Beträufeln (nach Belieben)

Joghurt, Olivenöl, Salz, Chiliflocken, Zitronensaft, Minze und Knoblauch in eine Schüssel geben und gründlich mischen.

Die Joghurtmischung mit den Chicoreeblättern servieren und nach Belieben mit etwas Olivenöl beträufeln.

Nährwerte pro Portion: Brennwert 108 Kalorien; Fett 7 g (gesättigte Fette 1 g), Cholesterin 1 mg, Ballaststoffe 4 g, Proteine (Eiweiß) 4 g, Kohlenhydrate 10 g, Natrium 156 mg

Joghurt-Smoothie mit Himbeeren

Phase 2: Aufbauessen
glutenfrei
ohne Milchprodukte
eifrei
vegetarisch
schnell

2 Portionen
Portion: 180 ml
Ergibt: 360 ml
Vorbereitungszeit: 10 Minuten

Diese cremige Köstlichkeit – aufgrund des hohen Fruchtgehalts »Smoothie« genannt – eignet sich mit einer Handvoll Müsli auch als Frühstück.

150 g gefrorene Himbeeren
180 g Natur-Sojajoghurt
2 EL kaltes Wasser
2 EL frisch gepresster Orangensaft

Alle Zutaten in den Mixer geben und glatt pürieren.

Nährwerte pro Portion: Brennwert 100 Kalorien; Fett 1 g (gesättigte Fette 0,6 g), Cholesterin 6 mg, Ballaststoffe 6 g, Proteine (Eiweiß) 6 g, Kohlenhydrate 19 g, Natrium 72 mg

Tofu-Smoothie mit roten Johannisbeeren

Phase 2: Aufbauessen
glutenfrei
ohne Milchprodukte
eifrei
vegetarisch
schnell

2 Portionen
Portion: ¼ l
Ergibt: ½ l
Vorbereitungszeit: 10 Minuten

Der Vanille-Extrakt ist der »geheime« Geschmacksverstärker dieses cremigen Getränkes.

150 g gefrorene rote Johannisbeeren
240 g Seidentofu
4 EL kaltes Wasser
4 EL frisch gepresster Orangensaft
¼ TL Vanille-Extrakt

Alle Zutaten in den Mixer geben und glatt pürieren.

Nährwerte pro Portion: Brennwert 122 Kalorien; Fett 3 g (gesättigte Fette 0,4 g), Cholesterin 0 mg, Ballaststoffe 2 g, Proteine (Eiweiß) 8 g, Kohlenhydrate 15 g, Natrium 44 mg

Geröstete Pekannüsse im Gewürz-Honig-Mantel

Phase 2: Aufbauessen
glutenfrei
ohne Milchprodukte
eifrei
vegetarisch

2 Portionen
Portion: 2 gehäufte Esslöffel
Ergibt: 125 g
Vorbereitungszeit: 5 Minuten
Trockenzeit:
1 Stunde und 15 Min

Die Pekannüsse schmecken würzig und leicht süß – sie sind ein hervorragender Snack für zwischendurch. Dessen Zubereitung ist zwar einfach, Sie müssen aber das lange Trocknen im Backofen einkalkulieren.

¾ TL gemahlener Kreuzkümmel
½ TL grob gemahlene Chiliflocken
½ TL naturreines Salz
¼ TL gemahlener Koriander
1 EL Honig
1 EL Traubenkernöl
120 g geschälte, halbe Pekannüsse

Den Backofen auf 120° C vorheizen. Ein Backblech mit Backpapier belegen.

Kreuzkümmel, Chiliflocken, Salz und Koriander in eine kleine Schüssel geben und gründlich mischen.

Den Honig mit dem Traubenkernöl in einer Pfanne bei mittlerer Hitze heiß werden lassen. Dabei ständig rühren, bis sich der Honig mit dem Öl verbunden hat. Die Pekannüsse hinzufügen und wenden, bis alle Nüsse mit der Honig-Öl-Mischung vollkommen überzogen sind. Die Hitze verringern und die Nüsse 3 Minuten garen. Die Gewürzmischung gründlich unterrühren und das Ganze weitere 3 Minuten garen.

Die Nüsse auf dem Backblech ausbreiten und 45 Minuten im vorgeheizten Ofen trocknen lassen. Dann das Backpapier entfernen und die Nüsse auf dem blanken Blech so ausbreiten, dass sie nicht aneinanderkleben. Weitere 30 Minuten trocknen lassen, bis sich die Nüsse trocken anfühlen. Während der gesamten Trockenzeit die Nüsse immer wieder mal wenden.

Die getrockneten Pekannüsse abkühlen lassen und zum Aufbewahren in einen luftdicht verschließbaren Behälter geben.

Nährwerte pro Portion: Brennwert 157 Kalorien; Fett 15 g (gesättigte Fette 3 g), Cholesterin 0 mg, Ballaststoffe 2 g, Proteine (Eiweiß) 2 g, Kohlenhydrate 8 g, Natrium 161 mg

Knabber-Mix

Phase 2: Aufbauessen
glutenfrei
ohne Milchprodukte
eifrei
vegetarisch
schnell

13 Portionen
Portion: 60 g
Ergibt: 780 g
Vorbereitungszeit: 5 Minuten

Cocoa Nibs (auch Kakaonibs, Kakaosplitter oder Schokonibs genannt) sind Kakaobohnen, die geröstet und in kleine Stücke gehackt

wurden. Man kann sie pur als Knabberei verzehren, wenn gar nichts mehr außer Schokolade hilft, die Geschmacksknospen zufriedenzustellen. Hier sind sie Bestandteil einer nussigen Knabber-Mixtur. Die Nüsse und Samen müssen geschält, ungeröstet und ungesalzen sein.

70 g getrocknete Blaubeeren
100 g Cocoa Nibs (Kakaosplitter)
120 g Mandeln
120 g Cashewkerne
120 g Walnüsse
140 g Kürbiskerne
120 g Sonnenblumenkerne

Alle Zutaten in eine Schüssel geben und mischen.

Die Mischung zum Aufbewahren in ein verschließbares Glas geben und dieses an einen kühlen, dunklen Platz stellen.

Nährwerte pro Portion: Brennwert 300 Kalorien; Fett 24 g, Cholesterin 0 mg, Ballaststoffe 10 g, Proteine (Eiweiß) 13 g, Kohlenhydrate 23 g, Natrium 54 mg

Gebackene Früchte

Phase 2: Aufbauessen
glutenfrei
ohne Milchprodukte
eifrei
vegetarisch
schnell

3 Portionen
Portion: 250 g
Ergibt: 750 g
Vorbereitungszeit: 10 Minuten
Garzeit: 15 Minuten

Für dieses Rezept können Sie jedes Kern- und Steinobst verwenden, das gerade Saison hat, angefangen von Äpfeln und Birnen über Pfirsiche und Aprikosen bis hin zu sämtlichen Pflaumensorten. Gemischt oder einzeln, ganz wie Sie wollen. Je nach Frucht schneiden Sie das Fruchtfleisch in 2,5 bis 5 cm große Würfel.

750 g gewürfelte frische Früchte
1 EL Balsamico-Essig
¼ TL gemahlener Kardamom

Den Backofen auf 190° C vorheizen.

Die Obstwürfel in eine flache Auflaufform geben. Mit Balsamico-Essig beträufeln und Kardamom darüber streuen. Das Obst im vorgeheizten Backofen 15 Minuten backen, bis es weich ist.

Nährwerte pro Portion: Brennwert 150 Kalorien; Fett 0 g (gesättigte Fette 0 g), Cholesterin 0 mg, Ballaststoffe 4 g, Proteine (Eiweiß) 2 g, Kohlenhydrate 30 g, Natrium 0 mg

Suppen und Salate

Frisée-Endivien-Salat mit Blutorangen und Weißweinessig-Vinaigrette

Phase 2: Aufbauessen
glutenfrei
ohne Milchprodukte
eifrei
vegetarisch
schnell

4 Portionen
Portion: 2 Handvoll plus
2 EL Vinaigrette
Ergibt: 8 Handvoll Salat plus
180 ml Vinaigrette
Vorbereitungszeit:
25 Minuten
(inkl. Vinaigrette)

Das Himbeerrot der Blutorangen und der Granatapfelsamen ergibt einen hübschen Farbkontrast zum zarten Grün und Gelb der Salatblätter.

30 g Mandelstifte
1 mittelgroßer Friséesalat, in mundgerechte Stücke gezupft
1 »Herz« (das zarte Innere) von 1 Endiviensalat, in Streifen oder mundgerechte Stücke geschnitten
1 kleine rote Zwiebel, geschält und fein gewürfelt
2 Blutorangen, in Filets ohne Häutchen geschnitten
4 gehäufte Esslöffel frische Granatapfelsamen
Weißweinessig-Vinaigrette, Menge und Zubereitung gemäß Rezept Seite 226 f.

Die Mandelstifte in einer kleinen Pfanne (ohne Öl) unter Rühren 3 bis 4 Minuten rösten, bis sie leicht gebräunt sind (aufpassen, dass sie nicht verbrennen). Die Mandeln zum Abkühlen auf einem Teller ausbreiten.

Die Mandelstifte mit den restlichen Zutaten in eine Schüssel geben und gründlich mischen. Den Salat sofort servieren.

Nährwerte pro Portion: Brennwert 240 Kalorien; Fett 18 g (gesättigte Fette 2,3 g), Cholesterin 0 mg, Ballaststoffe 6 g, Proteine (Eiweiß) 4 g, Kohlenhydrate 18 g, Natrium 363 mg

Salat mit Chinakohl, Radicchio und Möhren

Phase 2: Aufbauessen
glutenfrei
ohne Milchprodukte
eifrei
vegetarisch
schnell

6 Portionen
Portion: 1 große Handvoll
Ergibt: 6 große Handvoll
Vorbereitungszeit: 30 Minuten

Der knackige Salat ist mit seinem zarten Zitronenaroma und dem bunten Gemüse-Mix ein sehr erfrischendes Mittagessen.

Für den Salat:

½ mittelgroßer Chinakohl, in feine Streifen geschnitten
1 kleiner Radicchio, in feine Streifen geschnitten
2 große Möhren, in feine Stifte geschnitten

3 kleine Frühlingszwiebeln, in feine Ringe geschnitten
1 kleines Stück (ca. 5 cm) Rettich, auf der Gemüsereibe grob geraspelt
2 EL fein zerkleinertes Koriandergrün
1 TL fein zerkleinerte Minzeblätter

Für das Dressing:
4 El natives Olivenöl extra
2 EL frisch gepresster Zitronensaft
2 EL Reisweinessig
1 TL Honig
½ TL naturreines Salz

Alle Zutaten für den Salat in eine große Schüssel geben und mischen.

Die Zutaten für das Dressing in eine kleine Schüssel geben und gründlich verrühren.

Das Dressing über den Salat gießen und das Ganze gründlich mischen. Sofort servieren.

Nährwerte pro Portion: Brennwert 140 Kalorien; Fett 12 g (gesättigte Fette 1,6 g), Cholesterin 0 mg, Ballaststoffe 2 g, Proteine (Eiweiß) 1 g, Kohlenhydrate 8 g, Natrium 216 mg

Quinoa-Rucola-Salat mit Balsamico-Dressing

Phase 2: Aufbauessen
glutenfrei
ohne Milchprodukte
eifrei
vegetarisch
schnell

4 Portionen
Portion: 180 ml
Ergibt: 720 ml
Vorbereitungszeit: 15 Minuten
Garzeit: 20 Minuten

Mit seiner körnigen Struktur und seinem leicht nussigen Geschmack passt Quinoa gut zu dem herben Rucola und den aromatischen Kräutern.

½ TL naturreines Salz
175 g Quinoa, gründlich im Sieb abgespült
4 EL Balsamico-Essig
1 mittelgroße Knoblauchzehe, geschält und nur kurz mit dem flachen Messer angedrückt
¼ TL schwarzer Pfeffer aus der Mühle
4 EL natives Olivenöl extra
120 g Rucola
180 g Kirschtomaten, halbiert
½ mittelgroße rote Zwiebel, geschält und fein gewürfelt
2 EL fein zerkleinerte Petersilie
10 Basilikumblätter, in feine Streifen geschnitten

Einen halben Liter Wasser mit einer Prise Salz in einem Topf bei mittlerer Hitze zum Kochen bringen. Die Hitze verringern.

Quinoa hinzufügen und 15 bis 17 Minuten leicht köcheln lassen, bis die Körnchen alle Flüssigkeit aufgesogen haben und weich, aber noch bissfest sind. In eine Schüssel geben und auf Zimmertemperatur abkühlen lassen.

In der Zwischenzeit für das Dressing Essig, Knoblauch, Pfeffer sowie das restliche Salz in eine Schüssel geben und mischen. Das Olivenöl langsam zugießen und dabei kräftig mit dem Schneebesen schlagen, bis das Dressing eine leicht sämige Konsistenz angenommen hat. Den Knoblauch herausnehmen.

Das abgekühlte Quinoa mit 4 Esslöffeln Dressing mischen. Rucola, Tomaten, Zwiebeln, Petersilie und Basilikum unterheben. Das restliche Dressing untermischen (nach Belieben).

Nährwerte pro Portion: Brennwert 309 Kalorien; Fett 17 g (gesättigte Fette 2 g), Cholesterin 0 mg, Ballaststoffe 3 g, Proteine (Eiweiß) 7 g, Kohlenhydrate 34 g, Natrium 262 mg

Wintersalat mit Birnen, Ricotta salata und Zitronen-Senf-Vinaigrette

Phase 2: Aufbauessen
glutenfrei
eifrei
vegetarisch

4 Portionen
Portion: 2 große Hände voll Blattsalat und ½ Birne
Ergibt: 8 große Handvoll Blattsalat und 2 Birnen
Vorbereitungszeit: 25 Minuten
Garzeit: 35 Minuten

Nach Möglichkeit sollte die Blattsalatmischung Frisée, Radicchio, Endivie und Feldsalat enthalten, ergänzt mit ein paar Blättern Eisbergsalat. So ist es ein perfekter Salat für den Herbst und Winter. Ricotta salata ist ein gereifter, gesalzener Frischkäse, den es am Stück zu kaufen gibt. In Süd- und Mittelitalien wird er aus der Molke hergestellt, die bei der Schafskäseproduktion anfällt. In Norditalien wird Kuhmilch dafür verwendet.

Für den Salat:

2 große feste Birnen, geschält, entkernt und in 8 Spalten geschnitten
2 TL natives Olivenöl extra
¼ TL schwarzer Pfeffer aus der Mühle
16 g halbe Walnusskerne
8 große Handvoll gemischter Blattsalat
100 g Ricotta salata, in kleine Stücke zerbröckelt
2 EL Schnittlauchröllchen

Für das Dressing:

2 EL frisch gepresster Zitronensaft
1½ TL Honig
1 TL Dijon-Senf
1 mittelgroße Knoblauchzehe, geschält und fein zerkleinert
½ TL naturreines Salz
¼ TL schwarzer Pfeffer aus der Mühle
120 ml natives Olivenöl extra

Den Backofen auf 230° C vorheizen.

Die Birnenspalten nebeneinander flach auf ein Backblech legen. Mit Olivenöl beträufeln und mit Pfeffer bestreuen. Die Birnen im vorgeheizten Ofen 15 Minuten backen, dann wenden und weitere 10 Minuten backen, bis sie goldbraun sind.

In der Zwischenzeit die Walnüsse in einer kleiner Pfanne (ohne Öl) unter Rühren 8 bis 10 Minuten rösten, bis sie leicht gebräunt sind (aufpassen, dass sie nicht verbrennen). Zum Abkühlen auf einen Teller geben.

Für das Dressing alle Zutaten – außer dem Olivenöl – in eine Schüssel geben und mischen. Dann das Olivenöl langsam zugießen und dabei kräftig mit dem Schneebesen schlagen, bis die Sauce eine leicht sämige Konsistenz angenommen hat. Oder alle Zutaten zusammen in ein fest schließendes Glas geben und dieses so lange schütteln, bis die leicht sämige Konsistenz erreicht ist.

Die Blattsalatmischung in eine große Schüssel geben und mit dem Dressing mischen (nach Belieben weniger Dressing verwenden).

Zum Servieren den Blattsalat auf vier Teller verteilen. Jeweils vier Birnenspalten hinzufügen und eine halbe geröstete Walnuss daraufsetzen. Zum Schluss mit dem zerbröckelten Käse und den Schnittlauchröllchen bestreuen.

Nährwerte pro Portion Salat mit Dressing: Brennwert 499 Kalorien; Fett 44 g (gesättigte Fette 8 g), Cholesterin 13 mg, Ballaststoffe 7 g, Proteine (Eiweiß) 7 g, Kohlenhydrate 24 g, Natrium 517 mg

Nährwerte pro Portion Dressing (2 Esslöffel): Brennwert 204 Kalorien; Fett 22 g (gesättigte Fette 3,2 g), Cholesterin 0 mg, Ballaststoffe 0 g, Proteine (Eiweiß) 0 g, Kohlenhydrate 3 g, Natrium 217 mg

Fisch und Meeresfrüchte

Wildlachs in pikanter Apfelmarinade

Phase 2: Aufbauessen
glutenfrei
ohne Milchprodukte
eifrei

4 Portionen
Portion: 1 Wildlachsfilet à 180 g
Ergibt: 720 g
Vorbereitungszeit: 15 Minuten
Marinierzeit: 1 Stunde
Garzeit: 25 Minuten

Apfelsaft und Sojasauce prägen die Marinade, die dem Wildlachs eine würzige, appetitliche goldbraune Glasur verleiht. Ein Spritzer Limettensaft rundet das Gericht ab.

4 Wildlachsfilets à 180 g

Für die Marinade:
180 ml naturreiner Apfelsaft
2 EL Tamari (Original-Sojasauce)
1 EL Sesamöl
1 TL Agavendicksaft

1 TL fein zerkleinerter Knoblauch
1 TL frisch geriebener Ingwer
¼ TL Sambal Manis (thailändische Chilipaste)

Außerdem:
2 Frühlingszwiebeln, in feine Ringe geschnitten
4 Zitronenschnitze

Die Wildlachsfilets kalt abspülen, gut trocken tupfen und nebeneinander in eine flache Auflaufform legen.

Für die Marinade den Apfelsaft in einem kleinen Topf zum Kochen bringen. Den Saft köcheln lassen, bis er auf die Hälfte reduziert ist. Vom Herd nehmen und abkühlen lassen.

Die restlichen Zutaten für die Marinade zum Apfelsaft geben und das Ganze sehr gründlich mischen. Die Marinade über die Wildlachsfilets gießen und diese ein-, zweimal darin wenden. Zum Marinieren den Fisch 1 Stunde in den Kühlschrank stellen.

Den Backofen auf 230° C vorheizen.

Die Marinade in einen kleinen Topf füllen, dabei die Lachsfilets zum Abtropfen über den Topf halten, dann wieder in die Auflaufform legen.

Die Marinade in dem Topf bei starker Hitze etwa 7 Minuten kochen lassen, bis sie auf die Hälfte reduziert ist (aufpassen, dass sie nicht zu stark einkocht, ggf. früher vom Herd nehmen).

Gleichzeitig die Wildlachsfilets im vorgeheizten Ofen 7 Minuten garen. Die Filets mit der reduzierten Marinade bestreichen und weitere 7 Minuten im Ofen garen, bis sie goldbraun und durchgegart sind.

Zum Servieren die Wildlachsfilets mit der restlichen Marinade bestreichen und mit Frühlingszwiebeln sowie Zitronenschnitzen garnieren.

Nährwerte pro Portion: Brennwert 397 Kalorien; Fett 23 g (gesättigte Fette 5 g), Cholesterin 123 mg, Ballaststoffe 0 g, Proteine (Eiweiß) 38 g, Kohlenhydrate 8 g, Natrium 270 mg

Kabeljaufilet in Miso-Marinade

Phase 2: Aufbauessen
glutenfrei
ohne Milchprodukte
eifrei

6 Portionen
Portion: 1 Fischfilet à 180 g
Ergibt: ca. 1 kg
Vorbereitungszeit: 10 Minuten
Marinierzeit:
mindestens 2 Stunden
Garzeit: 18 Minuten

Die Miso-Marinade verleiht dem Fisch einen delikaten Geschmack. Marinieren Sie den Fisch mindestens zwei Stunden. Eine längere Marinierzeit verstärkt den Geschmack und ist generell bei dickeren Filets sehr zu empfehlen.

6 Fischfilets à 180 g Kabeljau

Für die Marinade:
3 EL Miso (glutenfrei)
3 EL Tamari (Original-Sojasauce)

3 EL Reisweinessig
1 EL Honig
½ EL Sambal Manis (thailändische rote Chilipaste)
1 TL fein geriebener frischer Ingwer

Außerdem:
1½ Limetten, geviertelt

Die Fischfilets kalt abspülen, gut trocken tupfen und nebeneinander in eine flache Schüssel legen.

Die Zutaten für die Marinade in eine Schüssel geben und gründlich mischen. Die Marinade über den Fisch gießen und die Fischfilets mehrmals darin wenden. Zum Marinieren die Schüssel mit Frischhaltefolie verschließen und etwa 2 Stunden in den Kühlschrank stellen.

Den Backofen auf 200° C vorheizen.

Den Fisch aus der Marinade nehmen, dabei überschüssige Marinade abschütteln. Die Fischfilets in eine große Auflaufform geben und im vorgeheizten Ofen 18 Minuten braten, dabei zwei-, dreimal wenden und mit Marinade bestreichen. Die Garzeit gilt für rund 2 cm dicke Fischfilets, dickere Filets brauchen entsprechend länger, bis sie den bevorzugen Gargrad (fast oder ganz durch) erreicht haben.

Die Fischfilets mit Limettenvierteln servieren.

Nährwerte pro Portion: Brennwert 202 Kalorien; Fett 5 g (gesättigte Fette 0,9 g), Cholesterin 140 mg, Ballaststoffe 0 g, Proteine (Eiweiß) 32 g, Kohlenhydrate 6 g, Natrium 804 mg

Zanderfilet in Balsamico-Marinade

Phase 2: Aufbauessen
glutenfrei
ohne Milchprodukte
eifrei

4 Portionen
Portion: 180 g
Ergibt: 720 g
Vorbereitungszeit: 10 Minuten
Marinierzeit: 2 bis 4 Stunden
Garzeit: 8 bis 10 Minuten

Die Balsamico-Marinade erzeugt eine appetitliche Kruste auf dem Fisch. Sie können für dieses Rezept auch Filets vom Kabeljau oder Lachs verwenden.

4 Zanderfilets à 180 g

Für die Marinade:

4 EL Balsamico-Essig
4 EL natives Olivenöl extra
2 mittelgroße Knoblauchzehen, geschält und fein zerkleinert
2 TL fein gewürfelte Schalotten
1 EL fein zerkleinerte Petersilie
1 TL fein zerkleinerter Oregano
½ TL naturreines Salz
½ TL schwarzer Pfeffer

Außerdem:

1 TL natives Olivenöl extra (bei Zubereitung in einer Grillpfanne)

2 El frisch gepresster Zitronensaft
2 EL fein zerkleinerte frische Kräuter, z.B. Schnittlauch, Oregano, Petersilie oder Basilikum

Die Fischfilets kalt abspülen, gut trocken tupfen und nebeneinander in eine flache Schüssel legen.

Die Zutaten für die Marinade in eine Schüssel geben und gründlich mischen. Die Marinade über den Fisch gießen und die Fischfilets mehrmals darin wenden. Zum Marinieren die Schüssel mit Frischhaltefolie verschließen und 2 bis 4 Stunden in den Kühlschrank stellen, dabei die Filets zwischendurch einmal wenden.

Den Holzkohlen- oder Elektrogrill auf mittlere Hitze bringen bzw. die Grillpfanne erhitzen und mit 1 Teelöffel Olivenöl ausstreichen. Die Fischfilets 5 Minuten grillen, dann wenden und 1 bis 5 Minuten grillen, bis sie den bevorzugten Gargrad (fast oder ganz durch) erreicht haben. Die genaue Garzeit hängt von der verwendeten Fischart und der Dicke der Filets ab.

Zum Servieren die Fischfilets mit Zitronensaft beträufeln und mit den Kräutern bestreuen.

Nährwerte pro Portion: Brennwert 237 Kalorien; Fett 11 g (gesättigte Fette 1,8 g), Cholesterin 140 mg, Ballaststoffe 0 g, Proteine (Eiweiß) 31 g, Kohlenhydrate 1 g, Natrium 122 mg

Fleisch und Geflügel

Pfeffersteak mit Balsamico-Sauce

Phase 2: Aufbauessen
glutenfrei
ohne Milchprodukte
eifrei
schnell

4 Portionen
Portion: 1 Steak à 180 g
Ergibt: 720 g
Vorbereitungszeit: 15 Minuten
Garzeit: 20 Minuten

Mit dem besonders zarten Filetfleisch vom Rind kommt ein kleiner Festtagsschmaus auf den Tisch. Senf und grob gemahlene Pfefferkörner ergeben eine appetitliche Kruste, deren Geschmack durch den reduzierten Balsamico-Essig noch zusätzlich verfeinert wird. Die Pfefferkörner können Sie natürlich auch im Mörser zerstoßen.

4 dicke Filetsteaks vom Rind à 180 g (Medaillons vom schmaleren Teil des Filetstücks)
1 EL grob gemahlener schwarzer Pfeffer
2 TL grob gemahlener grüner Pfeffer
1 TL grob gemahlener rosa Pfeffer
1 EL Dijon-Senf
1 TL naturreines Salz
2 EL natives Olivenöl extra
2 mittelgroße Schalotten, geschält und fein gewürfelt
120 ml Balsamico-Essig

Die Filetsteaks trocken tupfen. Die drei Pfeffersorten auf einen großen Teller geben und mischen. Die Mischung auf dem ganzen Teller gleichmäßig verteilen. Die Steaks dünn mit Senf bestreichen und in der Pfeffermischung wenden. Salzen und mit dem Handballen die Gewürze andrücken, sodass sie gut an dem Fleisch haften.

Das Olivenöl in einer großen Pfanne sehr heiß werden lassen (Stufe zwischen mittlerer und starker Hitze, das Öl darf nicht rauchen). Die Steaks hinzufügen und 5 Minuten braten. Wenden und weitere 5 Minuten medium braten. Die Garzeit richtet sich nach der Dicke der Steaks und dem bevorzugten Gargrad. Die Steaks herausnehmen, auf die einzelnen Teller geben und warm stellen.

Für die Balsamico-Sauce den Herd auf mittlere Hitze stellen. Die Schalotten in die Pfanne geben und unter Rühren 3 bis 4 Minuten braten, bis sie glasig sind. Die Hitze etwas verstärken. Den Balsamico-Essig mit den Schalotten verrühren, dabei den am Pfannenboden haftenden Bratensatz ablösen. Rühren, bis die Flüssigkeit sirupartig ist. Die Balsamico-Sauce auf die Steaks träufeln. Sofort servieren.

Nährwerte pro Portion: Brennwert 323 Kalorien; Fett 17 g (gesättigte Fette 3,8 g), Cholesterin 90 mg, Ballaststoffe 1 g, Proteine (Eiweiß) 34 g, Kohlenhydrate 11 g, Natrium 623 mg

Mariniertes Huhn »unterm Stein gegrillt«

Phase 2: Aufbauessen
glutenfrei
ohne Milchprodukte
eifrei

4 Portionen
Portion: ¼ Huhn
Ergibt: ca. 1,5 kg
Vorbereitungszeit: 15 Minuten
Marinierzeit: mindestens 1 Stunde
Garzeit: 40 Minuten
Ruhezeit 10 bis 15 Minuten

»Unterm Stein gegrillt« klingt kurios, aber das Hühnchen soll beim Grillen gepresst werden, und dafür sind zwei in Alufolie gewickelte Backsteine in Kombination mit einem Backblech ideal. So wird das Huhn außen appetitlich braun und knusprig, während es innen schön saftig bleibt. Je länger das Huhn mariniert wird – am besten über Nacht –, umso mehr Geschmack bekommt das Fleisch.

1 Brathuhn (ca. 1,5 kg), Wirbelsäule herausgeschnitten und den Körper flach gedrückt

Für die Marinade:

3 EL natives Olivenöl
2 EL frisch gepresster Zitronensaft
2 mittelgroße Knoblauchzehen, geschält und fein zerkleinert
2 TL fein zerkleinerte Thymianblättchen
2 TL fein zerkleinerte Rosmarinnadeln

1 TL grob gemahlene Chiliflocken
1½ TL naturreines Salz

Außerdem:
Limetten (Menge nach Belieben), geviertelt

Das Huhn mit der Hautseite nach oben in eine große, flache Schale legen.

Alle Zutaten für die Marinade in eine kleine Schüssel geben und gründlich mischen. Die Marinade gleichmäßig auf dem Huhn verteilen. Zum Marinieren die Schale mit Frischhaltefolie verschließen und mindestens 1 Stunde in den Kühlschrank stellen, dabei das Huhn einmal wenden (am besten über Nacht marinieren).

Den Holzkohlen- oder Elektrogrill oder eine große Grillpfanne auf mittlere Hitze bringen. Das Huhn ausgebreitet mit der Hautseite nach oben auf den Grill oder in die Pfanne legen. Ein Backblech obenauf setzen und gut beschweren (ideal dafür sind zwei in Alufolie gewickelte Backsteine). Das Huhn 20 Minuten grillen, dann wenden (und erneut beschweren) und weitere 20 Minuten grillen, bis es goldbraun und knusprig ist. (Gartest mit dem Bratenthermometer machen, die Kerntemperatur sollte an der dicksten Fleischstelle 77° C betragen.)

Das fertige Huhn vom Grill nehmen, in Alufolie einschlagen und 10 bis 15 Minuten ruhen lassen.

Zum Servieren das Huhn in Stücke schneiden und geviertelte Limetten dazu reichen.

Nährwerte pro Portion: Brennwert 558 Kalorien; Fett 38 g (gesättigte Fette 9,1 g), Cholesterin 196 mg, Ballaststoffe 0 g, Proteine (Eiweiß) 50 g, Kohlenhydrate 1 g, Natrium 388 mg

Pfannengerührtes Hühnchen auf asiatische Art mit Shiitake und Naturreis

Phase 2: Aufbauessen
ohne Milchprodukte
eifrei
schnell

4 Portionen
Portion: ca. ½ l
Ergibt: ca. 2 l
Vorbereitungszeit: 20 Minuten
Garzeit: 45 Minuten

Die Fünf-Gewürze-Mischung bringt eine würzig-süßliche Note in das Gericht. Die Zutaten der Gewürzmischung – Fenchel, Sternanis, Nelken, Sichuanpfeffer und Zimt – enthalten wertvolle sekundäre Pflanzenstoffe. Eine zusätzliche Portion dieser gesunden Stoffe liefern Knoblauch und Ingwer.

120 g Naturreis

Für die Würzsauce:
2 EL Tamari (Original-Sojasauce)
2 EL Mirin (süßer japanischer Reiswein)
¼ l Bio-Hühnerbrühe
2 TL Pfeilwurzmehl
1 kräftige Prise Fünf-Gewürze-Mischung

Für das Hühnchen:

1 TL natives Olivenöl extra

4 Frühlingszwiebeln, in feine Ringe geschnitten (Messer schräg ansetzen)

2 Knoblauchzehen, geschält und durch die Knoblauchpresse gedrückt

2 EL geriebener frischer Ingwer

500 g Hühnerbrustfilet, quer zur Faser in 5 mm dicke Scheiben geschnitten

2 große Möhren, geschält und in feine Scheiben geschnitten

120 g Shiitake(-Pilze), gesäubert, Stiele entfernt, Hüte in dünne Scheiben geschnitten

120 g Zuckerschoten (Kaiserschoten), Fäden abgezogen

2 Handvoll Paksoi, grob zerkleinert

Den Naturreis nach Packungsanweisung garen.

Alle Zutaten für die Sauce in eine kleine Schüssel geben und gründlich mischen.

Das Olivenöl in einer großen Pfanne oder einem Wok bei mittlerer Hitze heiß werden lassen. Frühlingszwiebeln und Knoblauch hinzufügen und unter schnellem Rühren 3 Minuten andünsten. Ingwer und Hühnerfleisch hinzufügen und 2 bis 3 Minuten lang rühren. Möhren, Pilze, Zuckerschoten und Paksoi unterrühren und 3 Minuten lang rühren. Die Gewürzsauce dazugeben und etwa 5 Minuten lang rühren, bis die Flüssigkeit andickt und das Hühnerfleisch durchgegart ist. Mit Reis servieren.

Nährwerte pro Portion: Brennwert 409 Kalorien; Fett 7 g (gesättigte Fette 1 g), Cholesterin 76 mg, Ballaststoffe 7 g, Proteine (Eiweiß) 36 g, Kohlenhydrate 50 g, Natrium 249 mg

Panierte Putenschnitzel mit Koriander-Buttermilch-Dressing

Phase 2: Aufbauessen
glutenfrei
ohne Milchprodukte
schnell

4 Portionen
Portion: 1 Schnitzel à 120 g plus 2 Esslöffel Dressing
Ergibt: 480 g plus 120 ml Dressing
Vorbereitungszeit: 10 Minuten
Garzeit: 2 bis 4 Minuten pro Partie

Mit Maismehl können Sie das Fleisch panieren, ohne auf glutenhaltige Semmelbrösel zurückgreifen zu müssen. Mit Limettensaft und Koriander-Buttermilch-Dressing (Rezept Seite 224f.) beträufelt, schmeckt das Putenfleisch köstlich. Noch besser ist es, wenn Sie die Schnitzel auf einem »grünen Bett« aus gemischtem Blattsalat servieren.

4 EL Kichererbsenmehl (oder Sojamehl)
¼ TL naturreines Salz
¼ TL schwarzer Pfeffer aus der Mühle
1 großes Ei
1 TL Wasser (oder stilles Mineralwasser)

8 EL Bio-Maismehl
4 Putenschnitzel à 120 g
3 EL natives Olivenöl extra
naturreines Salz zum Bestreuen (nach Belieben)
1 Limette (nach Belieben mehr), geviertelt
Koriander-Buttermilch-Dressing, Menge und Zubereitung gemäß Rezept Seite 224 f.

Kichererbsenmehl, Salz und Pfeffer auf einem großen, flachen Teller gründlich mischen. Das Ei mit dem Wasser in einem tiefen Teller verquirlen. Das Maismehl auf einen flachen Teller geben.

Die Schnitzel in dem gewürzten Kichererbsenmehl wenden. Überschüssiges Mehl abschütteln und die Schnitzel in dem verquirlten Ei wenden und überschüssiges Ei abtropfen lassen. Zum Schluss die Schnitzel in dem Maismehl wenden, sodass sie reichlich mit dem Mehl überzogen sind.

In einer großen Pfanne 2 Esslöffel Olivenöl sehr heiß werden lassen (Stufe zwischen mittlerer und starker Hitze, das Öl darf nicht rauchen). Zwei Schnitzel hinzufügen und auf jeder Seite 1 bis 2 Minuten braten, bis sie goldbraun und knusprig sind. Herausnehmen und das restliche Olivenöl in die Pfanne geben und die beiden anderen Schnitzel genauso braten.

Zum Servieren die Schnitzel mit etwas Salz bestreuen (nach Belieben). Die Limettenviertel und das Koriander-Buttermilch-Dressing dazureichen.

Nährwerte pro Portion: Brennwert 293 Kalorien; Fett 13 g (gesättigte Fette 2,8 g), Cholesterin 124 mg, Ballaststoffe 1 g, Proteine (Eiweiß) 30 g, Kohlenhydrate 9 g, Natrium 249 mg

Vegetarische Hauptgerichte

Pfannengerührter Tofu mit Gemüse

Phase 2: Aufbauessen
glutenfrei
ohne Milchprodukte
eifrei
vegetarisch
schnell

4 Portionen
Portion: 200 g
Ergibt: 800 g
Vorbereitungszeit: 25 Minuten
Marinierzeit: 30 Minuten
Garzeit: 8 Minuten

Das appetitlich bunte, köstliche Gericht kitzelt den Gaumen mit einer pikanten Schärfe und einem feinen Ingweraroma. Gut dazu passt Naturreis.

240 g extra fester Tofu, trocken getupft und in 1 cm große Würfel geschnitten

Für die Marinade:
3 EL Tamari (Original-Sojasauce)
1½ EL Reisweinessig
1½ TL dunkles Sesamöl
¾ TL Sambal Manis (thailändische rote Chilipaste)

Für das Gemüse:

2 TL Pfeilwurzmehl
3 EL helles Sesamöl
1 kleine Möhre (ca. 60 g), geschält und in Julienne-streifen geschnitten
1 kleines Stück Rettich (ca. 90 g), geschält und in Juliennestreifen geschnitten
120 g Shiitake(-Pilze), gesäubert, Stiele entfernt, Hüte in dünne Scheiben geschnitten
120 g Zuckerschoten (Kaiserschoten), Fäden abgezo-gen
120 g Chinakohl, in feine Streifen geschnitten
2 Knoblauchzehen, geschält und fein gewürfelt
1 TL geriebener frischer Ingwer
2 mittelgroße Frühlingszwiebeln, in feine Ringe geschnitten
1 EL geröstete Sesamsamen

Die Tofuwürfel in eine flache Schüssel legen.

Alle Zutaten für die Marinade in eine kleine Schüssel geben und gründlich mischen.

Die Marinade über den Tofu gießen und mischen, bis alle Würfel mit Marinade überzogen sind. Zum Marinieren die Schüssel zudecken und mindestens 30 Minuten in den Kühlschrank stellen.

Zum Abtropfen den Tofu in ein Sieb geben, dabei eine Schüssel unterstellen, um die Marinade aufzufangen. Die Marinade mit dem Pfeilwurzmehl verrühren und griffbereit beiseitestellen.

Etwa 1 EL helles Sesamöl in einer großen Pfanne oder einem Wok sehr heiß werden lassen (Stufe zwischen mittlerer und starker Hitze, das Öl darf nicht rauchen). Die Tofuwürfel hinzufügen und 3 Minuten lang schnell rühren, bis sie gebräunt sind. Herausnehmen und auf einen Teller legen.

Das restliche helle Sesamöl in die Pfanne bzw. den Wok geben und erhitzen. Nacheinander Möhren, Rettich, Shiitake, Zuckerschoten; Chinakohl, Knoblauch und Ingwer hinzufügen und jeweils 30 Sekunden lang rühren. Die Tofuwürfel unter das Gemüse heben. Das angerührte Pfeilwurzmehl zugeben und etwa 1 Minute lang rühren, um die Aromen miteinander zu verbinden. Zum Schluss die Frühlingszwiebeln unterheben.

Zum Servieren die Tofu-Gemüse-Mischung mit Sesamsamen betreuen.

Nährwerte pro Portion: Brennwert 241 Kalorien; Fett 18 g (gesättigte Fette 2,1 g), Cholesterin 0 mg, Ballaststoffe 3 g, Proteine (Eiweiß) 9 g, Kohlenhydrate 14,7 g, Natrium 313 mg

Gegrillte Portobello-Pilze mit Paprikapüree

Phase 2: Aufbauessen
glutenfrei
eifrei
vegetarisch
schnell

2 Portionen
Portion: 1 Pilz plus 2½ Esslöffel Paprikapüree und 1 Esslöffel Ziegenkäse
Vorbereitungszeit: 20 Minuten
Marinierzeit: 1 Stunde
Garzeit: 10 Minuten

Bei diesem schmackhaften Hauptgericht nehmen die Pilze die Aromen der Marinade auf, außerdem sind sie durch das Marinieren nach dem Garen schön saftig. Das pikant-scharfe Paprikapüree passt geschmacklich gut zum Ziegenkäse und frischen Basilikum. Wer nicht die gegrillten Paprikaschoten aus dem Glas verwenden möchte, kann die Schoten selber rösten (siehe Rezept »Geröstete Paprikaschoten«, Seite 135f.).

2 Portobello-Pilze (Riesenchampignons)

Für die Marinade:

2 EL plus 2 TL natives Olivenöl extra
2 EL Balsamico-Essig
1 kleine Knoblauchzehe, geschält und fein zerkleinert
1 TL fein zerkleinerte Petersilie
½ TL fein zerkleinerte Thymianblättchen
½ TL fein zerkleinerte Rosmarinnadeln
¼ TL naturreines Salz
¼ TL schwarzer Pfeffer aus der Mühle

Für das Paprikapüree:

4 große Stücke gegrillter roter Paprika aus dem Glas (ca. 1 Paprika)
1 EL natives Olivenöl extra
½ TL Champagneressig oder Weißweinessig
¼ TL naturreines Salz
1 Prise schwarzer Pfeffer aus der Mühle

Außerdem:
1 TL natives Olivenöl zum Braten
2 EL weicher Ziegenkäse
6 Basilikumblätter, in feine Streifen geschnitten

Die Stiele von den Pilzen entfernen und die Hüte mit einem Küchentuch gründlich säubern. Mit einem Teelöffel die dunklen Lamellen an der Unterseite der Hüte herausschaben. Die Pilzhüte auf einen Teller legen und vorsichtig flachdrücken.

Alle Zutaten für die Marinade in eine kleine Schüssel geben und gründlich mischen. Die Unter- und Oberseite der Pilze mit Marinade überziehen. Zum Marinieren die Pilze 1 Stunde bei Zimmertemperatur stehen lassen.

In der Zwischenzeit alle Zutaten für das Paprikapüree in den Mixer geben und glatt pürieren.

Eine Grillpfanne sehr heiß werden lassen und mit 1 Teelöffel Olivenöl ausstreichen. Die Pilze in die Pfanne setzen und 8 bis 10 Minuten braten, bis sie weich und auf beiden Seiten gebräunt sind, dabei mehrmals vorsichtig wenden.

Zum Servieren die Pilze in mundgerechte Stücke schneiden (wie eine Torte) und das Paprikapüree darüberträufeln. Mit Ziegenkäse und Basilikum garnieren und sofort servieren.

Nährwerte pro Portion: Brennwert 331 Kalorien; Fett 27 g (gesättigte Fette 5,4 g), Cholesterin 7 mg, Ballaststoffe 4 g, Proteine (Eiweiß) 8 g, Kohlenhydrate 15 g, Natrium 551 mg

Basmatireis-Salat mit Adzukibohnen

Phase 2: Aufbauessen	8 Portionen
glutenfrei	Portion: ¼ l
ohne Milchprodukte	Ergibt: 2 l
eifrei	Vorbereitungszeit: 25 Minuten
vegetarisch	Garzeit: 35 bis 40 Minuten
	Ruhezeit: mehrere Stunden

Diesen Salat sollten Sie ein paar Stunden durchziehen lassen, damit sich alle Aromen gut entfalten und verbinden können. Am besten bereiten Sie ihn am Tag zuvor zu, stellen ihn über Nacht in den Kühlschrank und nehmen ihn so rechtzeitig heraus, dass er zimmerwarm serviert werden kann. Der Salat passt – vor allem im Sommer – zu allem, was Sie auf Ihrem Grill zubereiten, sei es Gemüse, Fisch oder Fleisch.

Für den Salat:

1 EL natives Olivenöl extra
1 mittelgroße rote Zwiebel, geschält und fein gewürfelt
1 kleine Knoblauchzehe, geschält und fein gewürfelt
180 g Basmati-Naturreis
½ l Wasser
¼ TL naturreines Salz
1 Dose Adzukibohnen, abgegossen und abgespült, oder 250 g (Gargewicht) selbst gegarte
2 Stängel Staudensellerie, in feine Scheiben geschnitten

6 EL fein zerkleinerte Petersilie
6 mittelgroße Frühlingszwiebeln, in feine Ringe geschnitten
2½ TL fein zerkleinerte Thymianblättchen

Für das Dressing:
3 EL natives Olivenöl extra
3 EL Rotweinessig
¼ TL naturreines Salz
¾ TL schwarzer Pfeffer aus der Mühle

Das Olivenöl in einer kleinen Pfanne bei mittlerer Hitze heiß werden lassen. Die Zwiebeln hinzufügen und unter Rühren 2 bis 3 Minuten andünsten, bis sie glasig sind. Den Knoblauch zugeben und 1 Minute rühren. Den Reis einrühren, bis alle Körner mit Olivenöl überzogen sind. Wasser und Salz zugeben. Das Ganze zum Kochen bringen. Die Hitze verringern und den Reis – zugedeckt – etwa 35 Minuten köcheln lassen, bis die Reiskörner alle Flüssigkeit aufgesogen haben und weich, aber noch bissfest sind (je nach verwendeter Basmatireis-Sorte variiert die Garzeit). Vom Herd nehmen und den Reis noch 5 Minuten quellen lassen.

Den Reis in eine große Schüssel geben und die Bohnen, Petersilie, Frühlingszwiebeln sowie den Thymian hinzufügen.

Alle Zutaten für das Dressing in eine kleine Schüssel geben und gründlich mischen. Das Dressing über den Salat gießen und das Ganze gründlich mischen. Mehrere Stunden ziehen lassen und zimmerwarm servieren.

Nährwerte pro Portion: Brennwert 195 Kalorien; Fett 7,5 g (gesättigte Fette 1,1 g), Cholesterin 0 mg, Ballaststoffe 4,5 g, Proteine (Eiweiß) 5 g, Kohlenhydrate 26 g, Natrium 135 mg

Beilagen

Quinoa-Auflauf mit geröstetem Paprika und Kräutern

Phase 2: Aufbauessen
glutenfrei
ohne Milchprodukte
vegetarisch

6 Portionen
Portion: 120 g
Ergibt: 720 g
Vorbereitungszeit: 30 Minuten
Garzeit: 50 Minuten

Diese in Auflaufförmchen gebackene Beilage sieht nicht nur hübsch aus, sondern ist auch ein wahrer Gaumenschmaus. Geröstete Paprikaschoten und frische Kräuter passen wunderbar zum Quinoa. Die Naturreisflocken finden Sie in Bioläden oder im Supermarkt bei der Babynahrung (weil sie häufig als Basis für Babybrei verwendet werden).

180 g Quinoa
½ l Wasser
½ TL naturreines Salz
30 g Pinienkerne
2 EL plus 2 TL natives Olivenöl extra
1 mittelgroße Zwiebel, geschält und fein gewürfelt
1 kleine Knoblauchzehe, geschält und fein gewürfelt

1 großes Ei, leicht verquirlt
1 Portion geröstete Paprikaschoten
  (siehe Rezept Seite 135 f.), klein gewürfelt
1 kleine Handvoll Basilikumblätter, in feine Streifen
  geschnitten
2 TL fein zerkleinerte Petersilie
1 TL fein zerkleinerter Oregano
½ TL schwarzer Pfeffer aus der Mühle
6 TL Naturreisflocken

Quinoa in einem großen Haarsieb gründlich mit kaltem Wasser abspülen, bis das Wasser klar bleibt.

Das Wasser in einem Topf bei starker Hitze zum Kochen bringen. Die Hitze auf die mittlere Stufe verringern. Quinoa einrühren und 12 Minuten köcheln lassen, bis die Flüssigkeit aufgesogen ist. Das Quinoa in eine Schüssel geben und mit einer Gabel gründlich lockern.

In der Zwischenzeit die Pinienkerne in einer kleinen Pfanne (ohne Öl) unter Rühren 4 bis 5 Minuten rösten, bis sie leicht gebräunt sind (aufpassen, dass sie nicht verbrennen). Die Kerne zum Abkühlen auf einem Teller ausbreiten.

In einer mittelgroßen Pfanne 2 Esslöffel Olivenöl heiß werden lassen. Die Zwiebeln und die Hälfte des Salzes hinzufügen und unter Rühren 3 Minuten andünsten. Den Knoblauch zugeben und weitere 3 Minuten rühren, bis die Zwiebeln weich und glasig sind. Zwiebel-Knoblauch-Mischung, Ei, geröstete Paprikaschoten, Basilikum, Petersilie, Oregano, das restliche Salz und den Pfeffer unter das Quinoa mischen.

Den Backofen auf 200° C vorheizen.

Sechs Auflaufförmchen (in Muffingröße) mit dem restlichen Olivenöl gründlich einfetten und jedes mit 1 Teelöffel Reisflocken ausstreuen. Lose Krümel herausschütteln. Das Quinoa gleichmäßig auf die Förmchen verteilen und – auf einem Backblech – im vorgeheizten Ofen 20 bis 25 Minuten backen, bis sich der Quinoa-Auflauf fest anfühlt und am Rand leicht gebräunt ist. Die Förmchen aus dem Ofen nehmen, 5 Minuten stehen lassen, dann auf kleine Teller stürzen. Die »Quinoa-Muffins« vorsichtig umdrehen und auf eine Servierplatte oder gleich auf die Teller setzen.

Nährwerte pro Portion: Brennwert 266 Kalorien; Fett 15 g (gesättigte Fette 3 g), Cholesterin 40 mg, Ballaststoffe 2 g, Proteine (Eiweiß) 8 g, Kohlenhydrate 24 g, Natrium 284 mg

Gebackener Winterkürbis mit Apfel-Cranberry-Füllung

Phase 2: Aufbauessen
glutenfrei
ohne Milchprodukte
eifrei
vegetarisch

4 Portionen
Portion: 1 Kürbishälfte
Ergibt: 2 Kürbisse
Vorbereitungszeit: 15 Minuten
Garzeit: 1 Stunde

Die süß-säuerliche Fruchtmischung und die knackigen Pekannüsse puschen förmlich den milden Geschmack des Kürbisses. Der Eichelkürbis ist ein Winterkürbis mit einer tief gefurchten Schale und orangefarbenem, nussig schmeckendem Fruchtfleisch. Während die Zu-

bereitung an sich nicht lange dauert, muss der Kürbis eine ganze Stunde im Ofen langsam backen. Doch der Zeitaufwand lohnt sich!

Für die Kürbisse:
2 TL natives Olivenöl extra
2 mittelgroße Eichelkürbisse
¼ TL naturreines Salz
1 Prise schwarzer Pfeffer aus der Mühle

Für die Füllung:
2 TL Wasser
½ TL Pfeilwurzmehl
70 g getrocknete Cranberrys
1 kleiner Apfel, geschält, entkernt und in kleine Würfel geschnitten
3 EL naturreiner Apfelsaft
3 EL naturreiner Cranberry-Saft
1 Prise naturreines Salz
1 Prise Zimt
60 g Pekannüsse, grob gehackt

Den Backofen auf 170° C vorheizen.

Die Kürbisse jeweils am oberen und unteren Ende ein kleines Stück abschneiden, sodass ebene Standflächen entstehen. Kürbisse horizontal halbieren und mit einem Löffel die Kürbiskerne und das weiche Innere herausschaben.

Eine Auflaufform, in der alle vier Kürbishälften nebeneinander hineinpassen, mit dem Olivenöl gründlich einfetten. Die

Kürbishälften mit der Öffnung nach unten in die Form setzen und 35 Minuten im vorgeheizten Ofen backen.

In der Zwischenzeit 2 TL Wasser mit dem Pfeilwurzmehl in einer kleinen Schüssel verrühren. Cranberrys, Apfelwürfel, Apfel- und Cranberry-Saft sowie die Prise Salz und den Zimt in einem kleinen Topf bei mittlerer Hitze zum Köcheln bringen. Unter Rühren 2 bis 3 Minuten köcheln lassen, bis die Äpfel weich, aber noch bissfest sind. Die Hitze verstärken. Das angerührte Pfeilwurzmehl untermischen und die Fruchtmischung 2 bis 3 Minuten brodeln lassen, bis sie angedickt ist. Die Pekannüsse unterrühren. Vom Herd nehmen.

Nach 35 Minuten die Kürbisse aus dem Ofen nehmen, umdrehen und das Fruchtfleisch leicht salzen und pfeffern. Mit der Öffnung nach oben die Kürbisse weitere 15 Minuten im Ofen backen. Herausnehmen, die Fruchtmischung in die Kürbishälften füllen und das Ganze 15 Minuten backen, bis die Kürbisse weich sind.

Nährwerte pro Portion: Brennwert 161 Kalorien; Fett 3 g (gesättigte Fette 0,4 g), Cholesterin 0 mg, Ballaststoffe 4 g, Proteine (Eiweiß) 2 g, Kohlenhydrate 37 g, Natrium 250 mg

Knoblauch und Schalotten geröstet

Phase 2: Aufbauessen
glutenfrei
ohne Milchprodukte
eifrei
vegetarisch
(bei Verwendung von Gemüsebrühe)

4 Portionen
Portion: 2 Esslöffel
Ergibt: ¼ l
Vorbereitungszeit: 15 Minuten
Garzeit: 30 Minuten

12 mittelgroße Knoblauchzehen, geschält
6 EL natives Olivenöl extra
3 Prisen naturreines Salz
3 Prisen schwarzer Pfeffer aus der Mühle
12 mittelgroße Schalotten, geschält
1 Thymianzweig
4 EL Bio-Gemüse- oder Hühnerbrühe
1 TL Balsamico-Essig
1 EL Schnittlauchröllchen

Den Backofen auf 220° C vorheizen.

Knoblauch, 4 Esslöffel Olivenöl sowie je 1 Prise Salz und Pfeffer in eine kleine Pfanne geben und bei niedriger Hitze unter häufigem Wenden 25 Minuten dünsten, bis der Knoblauch weich und goldgelb ist.

Schalotten, 1 Esslöffel Olivenöl sowie je 1 Prise Salz und Pfeffer in eine ofenfeste Form geben und 25 Minuten im vorgeheizten Ofen rösten, bis sie weich und gebräunt sind. Dabei zwei-, dreimal wenden.

Den Knoblauch ohne das Öl aus der Pfanne (für andere Verwendung aufheben) sowie die Schalotten samt ihrem Öl in eine saubere Pfanne geben. Brühe, Thymianzweig und das restliche Olivenöl hinzufügen. Das Ganze bei mittlerer Hitze zum Köcheln bringen und 5 Minuten garen, bis die Flüssigkeit auf die Menge eines Esslöffels reduziert ist. Den Balsamico-Essig zugeben und knapp 1 Minute rühren. Den Thymianzweig herausnehmen. Mit dem restlichen Salz und Pfeffer abschmecken.

Zum Servieren die Knoblauch-Schalotten-Mischung mit Schnittlauchröllchen bestreuen.

Nährwerte pro Portion: Brennwert 170 Kalorien; Fett 11 g (gesättigte Fette 1,6 g), Cholesterin 3 mg, Ballaststoffe 0 g, Proteine (Eiweiß) 4 g, Kohlenhydrate 17 g, Natrium 18 mg

Apfelmus

Phase 2: Aufbauessen
glutenfrei
ohne Milchprodukte
eifrei
vegetarisch

4 Portionen
Portion: ca. ⅛ l
Ergibt: ½ l
Vorbereitungszeit: 15 Minuten
Garzeit: 40 Minuten

Besonders lecker schmeckt das Apfelmus, wenn Sie verschiedene Apfelsorten – von süß bis säuerlich – dafür verwenden.

1 kg Äpfel, geschält, Kerngehäuse entfernt, Fruchtfleisch in Stücke geschnitten

¼ l Wasser
¼ TL Zimtpulver
1 Prise Nelkenpfeffer
1 TL frisch gepresster Zitronensaft

Die Apfelstücke mit dem Wasser in einen breiten Topf geben und – zugedeckt – bei mittlerer Hitze zum Kochen bringen. Die Hitze verringern und die Äpfel 20 bis 25 Minuten sanft köcheln lassen, bis sie weich sind.

Die Apfelstücke mit dem Sieblöffel aus dem Topf nehmen und in den Mixer geben (beim Herausheben gut abtropfen lassen).

Den im Topf verbliebenen Saft bei starker Hitze zum Kochen bringen und bis auf eine Menge von etwa 1 bis 2 Esslöffeln einkochen lassen.

Den reduzierten Saft, Zimt, Nelkenpfeffer und Zitronensaft in den Mixer zu den Äpfeln geben. Nach Belieben glatt oder stückig pürieren.

Nährwerte pro Portion: Brennwert 110 Kalorien; Fett 0 g (gesättigte Fette 0 g), Cholesterin 0 mg, Ballaststoffe 5 g, Proteine (Eiweiß) 1 g, Kohlenhydrate 29 g, Natrium 2 mg

Stachelbeer-Bananen-Sauce

Phase 2: Aufbauessen
glutenfrei
ohne Milchprodukte
schnell

4 Portionen
Portion: ⅛ l Sauce
Ergibt: ½ l Sauce
Vorbereitungszeit: 15 Minuten

Die frische Sauce passt ausgezeichnet zu Pfannkuchen, mit Sojamilch aufgemixt ergibt sie einen köstlichen Smoothie.

1 kleine Banane
320 g gefrorene oder frische Himbeeren
1 TL Honig

Die Zutaten für die Sauce in den Mixer geben und 5 bis 10 Sekunden pürieren, sodass eine noch stückige Sauce entsteht. Die Sauce in eine kleine Schüssel füllen.

Nährwerte pro Portion Sauce: Brennwert 66 Kalorien; Fett 0 g (gesättigte Fette 0 g), Cholesterin 0 mg, Ballaststoffe 3 g, Proteine (Eiweiß) 1 g, Kohlenhydrate 17 g, Natrium 3 mg

Frühstück

Amarant mit Beeren

Phase 2: Aufbauessen
glutenfrei
ohne Milchprodukte
eifrei
vegetarisch

4 Portionen
Portion: 180 ml Amarant plus 2 Esslöffel Beeren
Ergibt: 720 ml Amarant plus 8 Esslöffel Beeren
Vorbereitungszeit: 10 Minuten
Garzeit: 25 Minuten

Die mit Orangensaft aromatisierten Beerenfrüchte geben dem Amarant eine frische Note. Sojamilch erzeugt nicht nur eine dickere Konsistenz als magere Kuhmilch, sondern auch einen glutenfreien Frühstücksbrei.

210 g Amarant
¾ l Sojamilch
1 Prise plus ¼ TL naturreines Salz
¼ TL plus 1 Prise Zimt
150 g gefrorene Beerenfrüchte
2 EL frisch gepresster Orangensaft

Amarant, Sojamilch, 1 Prise Salz und ein Viertel Teelöffel Zimt in einen Topf geben und bei mittlerer Hitze zum Köcheln bringen. 20 bis 25 Minuten köcheln lassen, bis der Amarant die Flüssigkeit aufgesaugt hat.

Beerenfrüchte, Orangensaft sowie das restliche Salz und den

restlichen Zimt in einen kleinen Topf geben und bei geringer Hitze unter gelegentlichem Rühren 10 Minuten garen, dabei große Früchte zerkleinern.

Zum Servieren den Amarant in vier Müslischalen füllen und jeweils 2 Esslöffel Beeren obenauf setzen.

Nährwerte pro Portion: Brennwert 239 Kalorien; Fett 3 g (gesättigte Fette 0,7 g), Cholesterin 4 mg, Ballaststoffe 1 g, Proteine (Eiweiß) 13 g, Kohlenhydrate 41 g, Natrium 166 mg

Knusper-Müsli mit Nüssen und Früchten

Phase 2: Aufbauessen
ohne Milchprodukte
eifrei
vegetarisch

12 Portionen
Portion: 60 g
Ergibt: 720 g
Vorbereitungszeit: 10 Minuten
Garzeit: 45 Minuten

Nüsse und Samen bringen den knusprigen Biss, während der Honig eine feine Süße beisteuert. Statt der getrockneten Blaubeeren können Sie auch ganz nach Belieben andere ungeschwefelte Trockenfrüchte verwenden.

270 g kernige Haferflocken
70 g grob gehackte Mandeln
40 g geschälte Paranüsse, grob gehackt
30 g Sonnenblumenkerne
4 EL Leinsamen

4 EL geschrotete Weizenkeime
1 EL gemahlener Koriander
1 Prise frisch geriebene Muskatnuss
1 Prise naturreines Salz
3 EL ungesüßte Kokosmilch
2 EL Honig
1½ TL Vanille-Extrakt
1 EL Traubenkernöl
70 g getrocknete Cranberrys
70 g getrocknete Blaubeeren (oder andere ungeschwefelte Trockenfrüchte)
100 g ungeschwefelte Rosinen

Den Backofen auf 140° C vorheizen.

Haferflocken, Mandeln, Paranüsse, Sonnenblumenkerne, Leinsamen, Weizenkeime, Koriander, Muskatnuss und Salz in eine große Schüssel geben und gründlich mischen.

Kokosmilch, Honig und Vanille-Extrakt in einer kleinen Schüssel verrühren und über die Haferflocken-Nuss-Mischung träufeln. Das Ganze gründlich mischen.

Ein Backblech mit Traubenkernöl einfetten. Die Haferflocken-Nuss-Mischung auf dem Blech ausbreiten und 45 Minuten im vorgeheizten Ofen rösten, dabei die Mischung alle 15 Minuten wenden. Herausnehmen und die Cranberrys, Blaubeeren und Rosinen untermischen. Abkühlen lassen.

Zum Aufbewahren die Müsli-Mischung in einen luftdicht verschließbaren Behälter geben. In den Kühlschrank stellen, wenn die Mischung länger als fünf Tage gelagert wird.

Nährwerte pro Portion: Brennwert 219 Kalorien; Fett 2,5 g (gesättigte Fette 1,6 g), Cholesterin 1 mg, Ballaststoffe 7 g, Proteine (Eiweiß) 7 g, Kohlenhydrate 42 g, Natrium 30 mg

Spargel-Parmesan-Frittata

Phase 2: Aufbauessen
glutenfrei
vegetarisch
schnell

6 Portionen
Portion: 1 Stück
Vorbereitungszeit: 10 Minuten
Garzeit: 8 bis 12 Minuten

Die Frittata aus Spargel, Eiern, Parmesan, Kräutern und Tomaten ist ein köstliches warmes Frühstück oder ein sättigender Snack für zwischendurch.

- 250 g Spargel, geschält und in 2,5 cm lange Stücke geschnitten
- 1 kleine Prise plus ¼ TL naturreines Salz
- 6 große Eier (ideal: Omega-3-Eier)
- 75 g geriebener Parmesan
- 1 EL fein zerkleinerte Petersilie
- ¼ TL schwarzer Pfeffer aus der Mühle
- 2 EL natives Olivenöl extra
- 1 Strauch- oder Flaschentomate, gewürfelt
- 1 EL Schnittlauchröllchen

Eine Schüssel mit Eiswasser bereitstellen. Reichlich Wasser mit einer Prise Salz zum Kochen bringen. Die Spargelstücke hinzufügen und 2 Minuten garen, bis sie bissfest sind. Abgießen und sofort kurz ins Eiswasser legen. Wiederum abgießen und abtropfen lassen.

Eier, Parmesan, Petersilie und das restliche Salz in eine Schüssel geben und gründlich verquirlen. Die Spargelstücke zugeben.

Den Backofengrill auf die höchste Stufe vorheizen.

Das Olivenöl in einer stiellosen, ofenfesten Pfanne (Durchmesser 26 cm) bei mittlerer Hitze heiß werden lassen. Die Ei-Mischung hinzufügen und 5 bis 8 Minuten braten, bis die Unterseite goldbraun, die Oberfläche aber noch weich ist. Die Pfanne unter den vorgeheizten Backofengrill stellen. Das Omelett etwa 1 bis 2 Minuten grillen, bis die Oberfläche fest und goldgelb ist.

Das Omelett auf eine Platte geben und mit Tomatenwürfeln und Schnittlauchröllchen bestreuen.

Nährwerte pro Portion: Brennwert 145 Kalorien; Fett 11 g (gesättigte Fette 3 g), Cholesterin 219 mg, Ballaststoffe 0 g, Proteine (Eiweiß) 9 g, Kohlenhydrate 2 g, Natrium 260 mg

Gemüseomelett mit Manchego-Käse

Phase 2: Aufbauessen	1 Portion
glutenfrei	Portion: 1 Omelett
vegetarisch	Vorbereitungszeit: 10 Minuten
schnell	Garzeit: 5 Minuten

Manchego-Käse ist ein spanischer gereifter Schafskäse, den Sie in Käseläden oder in gut sortierten Supermärkten bekommen. Je nach Reifezeit (drei Monate bis zu einem Jahr) schmeckt der Käse mild bis pikant-aromatisch. Er wird wie Parmesan fein gerieben.

3 TL natives Oliven extra
1 kleines Stück (ca. 40 g) rote Paprikaschote, fein gewürfelt
1 EL fein gewürfelte rote Zwiebel
2 große Eier
1 EL Wasser
¼ TL naturreines Salz
1 Prise schwarzer Pfeffer aus der Mühle
2 EL geriebener Manchego-Käse
½ Strauchtomate, entkernt und fein gewürfelt
1 kleine Frühlingszwiebel, in feine Ringe geschnitten

Etwa 1 Teelöffel Olivenöl in einer kleinen Pfanne bei mittlerer Hitze heiß werden lassen. Paprika- und Zwiebelwürfel hinzufügen und unter ständigem Rühren 3 bis 4 Minuten dünsten, bis die Paprikawürfel weich sind. In eine kleine Schüssel geben und dieselbe Pfanne fürs Braten des Omeletts verwenden.

Eier, Wasser, Salz und Pfeffer in eine kleine Schüssel geben und gründlich verquirlen.

Das restliche Olivenöl in der Pfanne bei mittlerer Hitze heiß werden lassen. Die verquirlten Eier hinzufügen und braten, bis sie am Rand fest sind. Dabei mithilfe des Pfannenwenders die Masse vorsichtig anheben, damit das flüssige Ei von der Oberseite unter das Omelett laufen kann. Die Paprika-Zwiebel-Mischung, den Käse und die Tomaten auf der einen Hälfte des Omeletts verteilen und die andere Hälfte darüberklappen. Die Hitze verringern und das Omelett noch etwa 1 Minute garen, bis der Käse geschmolzen ist. Mit Frühlingszwiebeln garniert servieren.

Nährwerte pro Portion: Brennwert 347 Kalorien; Fett 27 g (gesättigte Fette 7 g), Cholesterin 376 mg, Ballaststoffe 1 g, Proteine (Eiweiß) 17 g, Kohlenhydrate 6 g, Natrium 672 mg

Vinaigrettes und Dressings

Basilikum-Vinaigrette

Phase 2: Aufbauessen
glutenfrei
ohne Milchprodukte
eifrei
vegetarisch
schnell

8 Portionen
Portion: 2 Esslöffel
Ergibt: ca. ¼ l
Vorbereitungszeit: 10 Minuten

Diese Vinaigrette passt ausgezeichnet als Dressing für einen aromatischen Tomatensalat, aber auch zum Beträufeln von gegrillter Hühnerbrust oder gegrilltem Fisch.

3 Handvoll frisches Basilikum
180 ml natives Olivenöl extra
3 EL Rotweinessig
2 Knoblauchzehen, geschält und zerkleinert
½ TL naturreines Salz
½ TL schwarzer Pfeffer aus der Mühle

Alle Zutaten in den Mixer geben und in Intervallen glatt pürieren.

Nährwerte pro Portion: Brennwert 196 Kalorien; Fett 21 g (gesättigte Fette 3 g), Cholesterin 0 mg, Ballaststoffe 1 g, Proteine (Eiweiß) 1 g, Kohlenhydrate 1 g, Natrium 121 mg

Himbeer-Vinaigrette

Phase 2: Aufbauessen
glutenfrei
ohne Milchprodukte
eifrei
vegetarisch
schnell

5 Portionen
Portion: 2 Esslöffel
Ergibt: ca. 150 ml
Vorbereitungszeit: 5 Minuten

Diese fruchtige Vinaigrette eignet sich gut für grüne Blattsalate oder zum Beträufeln von gegrilltem Geflügel.

2 EL Himbeeressig
1 TL Vollkornsenf
½ Knoblauchzehe, geschält und fein zerkleinert
½ TL naturreines Salz
¼ TL schwarzer Pfeffer aus der Mühle
120 ml natives Olivenöl extra

Alle Zutaten – außer dem Olivenöl – in eine Schüssel geben und mischen. Dann das Olivenöl langsam zugießen und dabei kräftig mit dem Schneebesen schlagen, bis die Sauce eine leicht sämige Konsistenz angenommen hat. Oder alle Zutaten zusammen in ein fest schließendes Glas geben und dieses so lange schütteln, bis die leicht sämige Konsistenz erreicht ist.

Nährwerte pro Portion: Brennwert 204 Kalorien; Fett 22 g (gesättigte Fette 3,1 g), Cholesterin 0 mg, Ballaststoffe 0 g, Proteine (Eiweiß) 0 g, Kohlenhydrate 0 g, Natrium 216 mg

Sherry-Weißweinessig-Vinaigrette

Phase 2: Aufbauessen
glutenfrei
ohne Milchprodukte
eifrei
vegetarisch
schnell

5 Portionen
Portion: 2 Esslöffel
Ergibt: ca. 150 ml
Vorbereitungszeit:
10 Minuten

Die Sherrynote der Vinaigrette harmoniert besonders gut mit gemischtem grünem Salat.

1 kleine Knoblauchzehe, geschält und fein zerkleinert
½ TL naturreines Salz
¼ TL schwarzer Pfeffer aus der Mühle
1 TL Sherry-Essig
1 TL Weißweinessig
½ TL Dijon-Senf
½ TL frisch gepresster Zitronensaft
120 ml natives Olivenöl extra

Alle Zutaten – außer dem Olivenöl – in eine Schüssel geben und mischen. Dann das Olivenöl langsam zugießen und dabei kräftig mit dem Schneebesen schlagen, bis die Sauce eine leicht sämige Konsistenz angenommen hat. Oder alle Zutaten zusammen in ein fest schließendes Glas geben und dieses so lange schütteln, bis die leicht sämige Konsistenz erreicht ist.

Nährwerte pro Portion: Brennwert 203 Kalorien; Fett 22 g (gesättigte Fette 3,2 g), Cholesterin 0 mg, Ballaststoffe 0 g, Proteine (Eiweiß) 0 g, Kohlenhydrate 0 g, Natrium 199 mg

Koriander-Minze-Dipsauce

Phase 2: Aufbauessen
glutenfrei
ohne Milchprodukte
eifrei
vegetarisch
schnell

6 Portionen
Portion: 2 Esslöffel
Ergibt: ca. 180 ml
Vorbereitungszeit: 15 Minuten

Dieser würzigen Dipsauce verleiht der Honig eine feine Süße. Sie passt besonders gut zu Garnelen, Fisch oder Hühnerfleisch vom Grill.

- 2 kleine Handvoll Koriandergrün
- 1 Handvoll Minzeblätter
- 6 EL frisch gepresster Zitronensaft
- 1 EL Honig
- 4 TL fein zerkleinerte frische rote Chilischote (nach Belieben mild oder scharf)
- 2 TL geriebener frischer Ingwer
- 1 Knoblauchzehe, geschält und fein zerkleinert
- 1 Prise naturreines Salz

Alle Zutaten in den Mixer geben und in Intervallen glatt pürieren.

Nährwerte pro Portion: Brennwert 11 Kalorien; Fett 0 g (gesättigte Fette 0 g), Cholesterin 0 mg, Ballaststoffe 0 g, Proteine (Eiweiß) 0 g, Kohlenhydrate 2,5 g, Natrium 23 mg

Koriander-Buttermilch-Dressing

Phase 2: Aufbauessen
glutenfrei
eifrei
vegetarisch
schnell

4 Portionen
Portion: 2 Esslöffel
Ergibt: ca. ¼ l
Vorbereitungszeit: 10 Minuten

Dieses erfrischende Dressing passt zu Salaten und rohem Gemüse genauso gut wie zu magerem Geflügelfleisch.

- ¼ l magere Buttermilch
- 2 EL fettreduzierter Sauerrahm
- 2 TL fein zerkleinertes Koriandergrün
- 2 TL Schnittlauchröllchen
- 2 TL frisch gepresster Zitronensaft
- 1 TL fein zerkleinerte frische rote Chilischote (nach Belieben mild oder scharf)
- 1 mittelgroße Knoblauchzehe, geschält und fein zerkleinert

Alle Zutaten in eine Schüssel geben und gründlich mischen. Zum Durchkühlen in den Kühlschrank stellen. Vor der Verwendung noch einmal gut verrühren.

Nährwerte pro Portion: Brennwert 17 Kalorien; Fett 0 g (gesättigte Fette 0,6 g), Cholesterin 4 mg, Ballaststoffe 0 g, Proteine (Eiweiß) 2 g, Kohlenhydrate 3 g, Natrium 39 mg

Zitrus-Vinaigrette

Phase 2: Aufbauessen
glutenfrei
ohne Milchprodukte
eifrei
vegetarisch
schnell

5 Portionen
Portion: 2 Esslöffel
Ergibt: ca. 150 ml
Vorbereitungszeit: 10 Minuten

Die frische, fruchtige Vinaigrette passt ausgezeichnet zu allen Blattsalaten. Achten Sie darauf, dass die Orange, von der Sie die Schale abreiben, unbehandelt ist.

- ½ TL abgeriebene Orangenschale
- 2 EL frisch gepresster Orangensaft
- 2 EL frisch gepresster Zitronensaft
- 1 TL Dijon-Senf
- ½ TL naturreines Salz
- ½ TL schwarzer Pfeffer aus der Mühle
- 120 ml natives Olivenöl extra

Alle Zutaten – außer dem Olivenöl – in eine Schüssel geben und mischen. Dann das Olivenöl langsam zugießen und dabei kräftig mit dem Schneebesen schlagen, bis die Sauce eine leicht sämige Konsistenz angenommen hat. Oder alle Zutaten zusammen in ein fest schließendes Glas geben und dieses so lange schütteln, bis die leicht sämige Konsistenz erreicht ist.

Nährwerte pro Portion: Brennwert 207 Kalorien; Fett 22 g (gesättigte Fette 3,1 g), Cholesterin 0 mg, Ballaststoffe 0 g, Proteine (Eiweiß) 0 g, Kohlenhydrate 1 g, Natrium 205 mg

Cremige Weißweinessig-Vinaigrette

Phase 2: Aufbauessen
glutenfrei
ohne Milchprodukte
eifrei (bei Verwendung von Sojamayonnaise)
vegetarisch
schnell

6 Portionen
Portion: 2 Esslöffel
Ergibt: ca. 180 ml
Vorbereitungszeit: 5 Minuten

Diese cremige Vinaigrette passt zu allen Blattsalaten und zu gegrilltem Fleisch oder Fisch.

3 EL Weißweinessig
1 EL hausgemachte Mayonnaise (siehe Rezept Seite 229) oder Sojamayonnaise
1 Knoblauchzehe, geschält und fein zerkleinert
½ TL Dijon-Senf
½ TL naturreines Salz

½ TL schwarzer Pfeffer aus der Mühle
120 ml Olivenöl

Alle Zutaten – außer dem Olivenöl – in eine Schüssel geben und mischen. Dann das Olivenöl langsam zugießen und dabei kräftig mit dem Schneebesen schlagen, bis die Sauce eine leicht sämige Konsistenz angenommen hat. Oder alle Zutaten zusammen in ein fest schließendes Glas geben und dieses so lange schütteln, bis die leicht sämige Konsistenz erreicht ist.

Nährwerte pro Portion: Brennwert 185 Kalorien; Fett 21 g (gesättigte Fette 3 g), Cholesterin 20 mg, Ballaststoffe 0 g, Proteine (Eiweiß) 1 g, Kohlenhydrate 0 g, Natrium 176 mg

Haselnuss-Vinaigrette

Phase 2: Aufbauessen
glutenfrei
ohne Milchprodukte
eifrei
vegetarisch
schnell

6 Portionen
Portion: 2 Esslöffel
Ergibt: ca. 180 ml
Vorbereitungszeit: 15 Minuten

Die Haselnüsse geben dieser Vinaigrette eine besondere Note. Sie passt gut zu allen Blattsalaten. Die Vinaigrette möglichst eine gute halbe Stunde lang ziehen lassen, damit sich alle Aromen verbinden können.

6 EL fein gehackte Haselnüsse
2 EL frisch gepresster Zitronensaft
1 kleine Schalotte, geschält und fein gewürfelt
½ kleine Knoblauchzehe, geschält und fein zerkleinert
½ TL Dijon-Senf
½ TL naturreines Salz
½ TL schwarzer Pfeffer aus der Mühle
4 EL Haselnussöl
4 EL natives Olivenöl extra

Die Haselnüsse in einer kleinen Pfanne (ohne Öl) unter Rühren 3 bis 4 Minuten rösten, bis sie leicht gebräunt sind (aufpassen, dass sie nicht verbrennen). Die Nüsse zum Abkühlen auf einem Teller ausbreiten.

Die Haselnüsse und die restlichen Zutaten – außer dem Olivenöl – in eine Schüssel geben und mischen. Dann das Olivenöl langsam zugießen und dabei kräftig mit dem Schneebesen schlagen, bis die Sauce eine leicht sämige Konsistenz angenommen hat. Oder alle Zutaten zusammen in ein fest schließendes Glas geben und dieses so lange schütteln, bis die leicht sämige Konsistenz erreicht ist.

Nährwerte pro Portion: Brennwert 129 Kalorien; Fett 13 g (gesättigte Fette 1 g), Cholesterin 0 mg, Ballaststoffe 1 g, Proteine (Eiweiß) 1 g, Kohlenhydrate 2 g, Natrium 166 mg

Hausgemachte Mayonnaise – Grundrezept

Phase 2: Aufbauessen
glutenfrei
ohne Milchprodukte
vegetarisch
schnell

6 Portionen
Portion: 2 Esslöffel
Ergibt: ca. 180 ml
Vorbereitungszeit: 5 Minuten

Die selbst zubereitete Mayonnaise schmeckt köstlich und lässt sich vielseitig verwenden.

1 großes Ei
1 EL Zitronensaft
½ TL naturreines Salz
1 Prise schwarzer Pfeffer aus der Mühle
180 ml natives Olivenöl extra

Ei, Zitronensaft, Salz und Pfeffer in den Mixer geben und bei niedriger Geschwindigkeit das Olivenöl sehr langsam und in einem dünnen Strahl hinzufügen. Mixen, bis die Mayonnaise cremig ist.

Nährwerte pro Portion: Brennwert 95 Kalorien; Fett 11 g (gesättigte Fette 1,6 g), Cholesterin 20 mg, Ballaststoffe 0 g, Proteine (Eiweiß) 1 g, Kohlenhydrate 0 g, Natrium 64 mg

Orangen-Weißweinessig-Vinaigrette

Phase 2: Aufbauessen
glutenfrei
ohne Milchprodukte
eifrei
vegetarisch
schnell

6 Portionen
Portion: 2 Esslöffel
Ergibt: ca. 180 ml
Vorbereitungszeit: 15 Minuten

Mit seinem feinen Orangenaroma passt dieses Dressing besonders gut zu gegrillter Hühnerbrust und weißfleischigem Fisch.

120 ml frisch gepresster Orangensaft
2 EL Weißweinessig
2 kleine Knoblauchzehen, geschält und fein zerkleinert
1 TL Dijon-Senf
½ TL naturreines Salz
½ TL schwarzer Pfeffer aus der Mühle
6 EL natives Olivenöl extra

Alle Zutaten – außer dem Olivenöl – in eine Schüssel geben und mischen. Dann das Olivenöl langsam zugießen und dabei kräftig mit dem Schneebesen schlagen, bis die Sauce eine leicht sämige Konsistenz angenommen hat. Oder alle Zutaten zusammen in ein fest schließendes Glas geben und dieses so lange schütteln, bis die leicht sämige Konsistenz erreicht ist.

Nährwerte pro Portion: Brennwert 137 Kalorien; Fett 14 g (gesättigte Fette 2 g), Cholesterin 0 mg, Ballaststoffe 0 g, Proteine (Eiweiß) 0 g, Kohlenhydrate 2,3 g, Natrium 180 mg

Süß-saure Sauce auf sizilianische Art

Phase 2: Aufbauessen
glutenfrei
ohne Milchprodukte
eifrei
vegetarisch
schnell

4 Portionen
Portion: 4 Esslöffel
Ergibt: ca. ¼ l
Vorbereitungszeit: 15 Minuten
Garzeit: 20 Minuten

Tomaten und Oliven bilden die Basis dieser von der sizilianischen Küche inspirierten Sauce. Rosinen und Balsamico-Essig steuern die süßliche Note bei. Sie passt ausgezeichnet zu gegrilltem Hühnerfleisch und Fisch.

2 EL natives Olivenöl extra
1 kleine rote Zwiebel, geschält und in feine Würfel geschnitten
1 Stange Staudensellerie, in feine Würfel geschnitten
1 mittelgroße Knoblauchzehe, geschält und fein gewürfelt
4 Dosentomaten, gewürfelt und gut abgetropft
2 EL Rosinen
6 entsteinte grüne Oliven, fein gewürfelt
3 entsteinte schwarze Oliven, fein gewürfelt

1 EL Kapern
¼ TL naturreines Salz
¼ TL schwarzer Pfeffer aus der Mühle
1 EL Pinienkerne
1 EL fein zerkleinerte Petersilie
1 EL Balsamico-Essig
1 EL in feine Streifen geschnittene Basilikumblätter

Das Olivenöl in einer Pfanne bei mittlerer Hitze heiß werden lassen. Zwiebeln und Sellerie unter Rühren 5 Minuten dünsten, bis die Zwiebeln glasig sind. Knoblauch hinzufügen und eine halbe Minute rühren. Die gut abgetropften Tomaten, Rosinen, beide Olivensorten, Kapern, Salz und Pfeffer zugeben und 5 Minuten weiterrühren. Pinienkerne, Petersilie und Balsamico-Essig zugeben und das Ganze 3 bis 5 Minuten köcheln lassen, bis die Sauce eingedickt ist. Vom Herd nehmen und das Basilikum unterrühren.

Nährwerte pro Portion: Brennwert 189 Kalorien; Fett 16 g (gesättigte Fette 2,2 g), Cholesterin 0 mg, Ballaststoffe 1 g, Proteine (Eiweiß) 1 g, Kohlenhydrate 10 g, Natrium 372 mg

Anhang

Glossar

Agavendicksaft, Agavensirup Ist ein natürliches Süßungsmittel. Gewonnen wird es aus dem Herzstück (der Piña) der Blauen Agave, das nach dem Abschlagen der Blätter übrig bleibt. Reiner Agavendicksaft ist in Bioläden und Reformhäusern erhältlich.

Cayennepfeffer Besteht aus gemahlenen, getrockneten Chilischoten, wird auch Chilipfeffer genannt. Nicht verwechseln mit Chilipulver, das in der Regel eine Gewürzmischung ist und zum Beispiel neben Cayennepfeffer auch Kreuzkümmel, Knoblauch und Oregano enthält.

Chiliflocken Sind grob zerkleinerte getrocknete Chilischoten. Bei der Herstellung werden die Samen und Scheidewände, in denen der größte Teil des Scharfstoffes Capsaicin steckt, nicht entfernt. Daher sind sie in der Regel ziemlich scharf.

Chilipulver, Chilipfeffer Ist eine typische Gewürzmischung der Tex-Mex-Küche – häufig wird sie unter der Bezeichnung »Chili con Carne«-Gewürzzubereitung angeboten. Sie besteht aus Cayennepfeffer, Kreuzkümmel, Knoblauch und Oregano. Je nach Hersteller können auch noch andere Würzzutaten, zum Beispiel Zimt, Muskat, Gewürznelken oder Koriander, darin enthalten sein. Zu kaufen gibt es die Fertigmischung in Läden, die Produkte der Tex-Mex-Küche oder ein größeres Gewürzsortiment führen.

Cholesterin Die menschliche Leber produziert in einer Stunde mehr Cholesterin, als ein Mensch innerhalb eines Tages verzehren kann. Zucker steigert die körpereigene Cholesterinproduktion, sodass der Verzehr von zuckerhaltigen Nahrungsmitteln den Cholesterinspiegel stärker steigen lässt als der Fettkonsum. Zwischen Nahrungscholesterin und Blutcholesterin besteht eine nur geringe Wechselwirkung. Das bedeutet: Nicht das in der Nahrung enthaltene Cholesterin gibt den Ausschlag für einen gesunden Cholesterinspiegel, sondern die Nahrungsbestandteile (allen voran Zucker), die sich auf die körpereigene Cholesterinproduktion auswirken.

Currypulver Ist eine Gewürzmischung, es gibt jedoch keine Standardmischung. Ich empfehle das Madras-Currypulver, das eine angenehme Schärfe besitzt und in jedem gut sortierten Supermarkt erhältlich ist.

Fettsäuren, einfach ungesättigte Gehören zu den gesunden Fetten; sie sind zum Beispiel in Oliven-, Walnuss- und Traubenkernöl enthalten.

Fettsäuren, gesättigte Viele der gesättigten Fettsäuren zählen zur sogenannten »schlechten« Fettkategorie, dennoch sind sie bis zu einem gewissen Maß für den Körper notwendig. »Gute gesättigte Fettsäuren sind zum Beispiel in Kokosöl enthalten. Der Anteil der gesättigten Fette an den täglichen Gesamtkalorien sollte jedoch nicht mehr als fünf Prozent betragen, wobei insbesondere die »starken« Lieferanten gesättigter Fette, wie Rind, Schwein, Lamm und Geflügel, zu berücksichtigen sind.

Fettsäuren, mehrfach ungesättigte Sind in Pflanzenölen wie Sesamöl und Fischölen enthalten und in begrenzten Mengen gesund.

Fleischschneiden Fleisch stets quer zur Faser schneiden. Das gilt für alle Fleischstücke, seien es kleine Filet- oder große Bratenscheiben oder Schnitzel. So bleibt das Fleisch zart und saftig.

Fünf-Gewürze-Mischung Entstammt der chinesischen Küche und bringt eine würzig-süßliche Note in die Gerichte. Die Zutaten der Gewürzmischung – Fenchel, Sternanis, Nelken, Sichuanpfeffer und Zimt – enthalten wertvolle sekundäre Pflanzenstoffe.

Gluten Dieses sogenannte Klebereiweiß kommt in Getreide vor, zum Beispiel in Weizen, Roggen, Gerste, Kamut und Hafer. Glutenfrei sind Amarant, Buchweizen, Hirse, Naturreis (brauner Reis) und Wildreis.

Glykämische Last (GL) Ist eine Maßeinheit, die angibt, wie schnell Zucker aus der Nahrung in den Blutstrom gelangt. Nahrungsmittel mit geringer GL sind gesünder als mit hoher GL.

Granatapfelmelasse Ist ein dicker, dunkler Sirup, der aus dem Saft des Granatapfels gewonnen wird. Ihr süß-säuerlicher Geschmack rundet ausgezeichnet die Aromen einer Vinaigrette ab. Die Melasse ist im Reformhaus, in Bioläden und in manchen großen, gut sortierten Supermärkten erhältlich.

Hülsenfrüchte, selbst gekochte Beim Selbergaren von Hülsenfrüchten die Packungsanweisung beachten und gegebenenfalls auch die – mitunter langen – Einweichzeiten bei der Speiseplanung berücksichtigen.

Jalapeños Das ist eine pikant-würzige Chilischoten-Sorte, die manchen traditionellen Gerichten eine authentische Note verleiht. Die Schoten sind in Dosen oder Gläsern in sehr gut sortierten Supermärkten erhältlich. Frische Jalapeños sind selten in gängigen Läden zu finden. Ein guter Ersatz für Jalapeños sind aber alle mittelscharfen frischen Chilischoten, die es überall zu kaufen gibt.

Kokosmilch Wird aus dem weißen Fruchtfleisch unter Zugabe von Wasser hergestellt.

Lebensmittelzusatzstoffe Die Liste der Zusätze, die bei der Verarbeitung von Lebensmitteln seitens der Hersteller hinzugefügt werden dürfen, umfasst eine lange Reihe von Substanzen. Das reicht von Farbstoffen und Antioxidantien über Konservierungsstoffe, Säuerungs-, Dickungs- und Geliermittel bis hin zu Zuckeraustauschstoffen und Geschmacksverstärkern. Manche der Stoffe stammen aus natürlichen Quellen, andere werden auf synthetischem Wege erzeugt. Sie müssen auf der Zutatenliste der Verpackungen aufgeführt werden. Lebensmittelzusatzstoffe sind jedoch nicht Bestandteil einer vollwertigen Ernährung und sollten so weit wie nur irgend möglich vermieden werden.

Miso Die Basis dieser japanischen Würzpaste bilden Sojabohnen, die zusammen mit Reis oder Gerste vergoren werden. Je nach Dauer der Fermentation und Art der Zutaten nimmt die Paste ein helleres oder dunkleres Braun an. Genmai-Miso, eine dunkle Miso-Sorte, besteht aus Sojabohnen und Naturreis und sollte – da glutenfrei – für das Megabolic-Ernährungsprogramm verwendet werden.

Naturreis, brauner Reis Bei Reis muss immer die Randschicht (die Spelze) entfernt werden, sonst ist er ungenießbar. Im Gegensatz zu weißem Reis wird Naturreis nicht poliert, um die Randschicht (die Spelze) zu entfernen. Der Keimling und das Silberhäutchen und damit auch wertvolle Mineralstoffe (Magnesium, Eisen) und Vitamine bleiben erhalten.

Naturreisflocken Die Reisflocken sind glutenfrei. Man bekommt sie in Bioläden oder im Supermarkt bei der Babynahrung, weil sie häufig als Basis für Babybrei verwendet werden.

Oliven Die Früchte kommen in Öl oder in einer mehr oder weniger stark gesalzenen Lake in den Handel. Für das Megabolic-Ernährungsprogramm sind die in Lake eingelegten Oliven zu bevorzugen. Aufpassen bei schwarzen Oliven! Keine gefärbten Oliven kaufen: Diese Früchte sind nicht voll ausgereift, sondern mit Eisengluconat (E579) gefärbt, was auf der Verpackung oder bei loser Ware auf dem Preisschild vermerkt sein muss.

Omega-3-Eier Aufgrund der Fütterung der Hühner mit speziellem Futter, unter anderem Leinsamen; sind diese Eier eine gute Quelle für die wertvollen essenziellen Omega-3-Fettsäuren (in manchen Supermärkten erhältlich).

Omega-3-Fettsäuren Sind in natürlichen (unbearbeiteten, naturreinen) Nahrungsmitteln enthalten. Es sind essenzielle Fettsäuren, das bedeutet, der Körper kann sie nicht selber herstellen, braucht sie aber als lebensnotwendige Substanz.

Paprikaschoten entkernen Das bedeutet, nicht nur die Samen entfernen, sondern auch die hellen Zwischenwände abschneiden.

Pfeilwurzmehl Ist ein Stärkemehl, das aus den Wurzeln der Marantapflanze hergestellt und als Bindemittel für Suppen, Saucen und andere Gerichte verwendet wird. Sie bekommen es (manchmal auch unter seinem englischen Namen Arrowroot) im Reformhaus oder in Bioläden.

Quinoa Wird auch Inkareis genannt, stammt aus Südamerika, zählt zu den sogenannten Pseudogetreiden und ist in Bioläden erhältlich.

Rauchpunkt Die Temperatur, bei der bei Ölen und anderen Fetten eine sichtbare Rauchentwicklung einsetzt, nennt sich Rauchpunkt. Die Rauchpunkt-Temperatur hängt von der Art des Fettes ab. Bei nativem Olivenöl liegt sie zum Beispiel im Durchschnitt unter 180° C. Wird der Rauchpunkt überschritten, entwickeln sich gesundheitsschädliche Stoffe. Daher das Öl nur bei mittlerer Hitze heiß werden lassen. Um zu prüfen, ob das Öl heiß genug ist: einen Tropfen Wasser ins Öl träufeln, wenn es »zischt«, ist die geeignete Temperatur zum Andünsten oder Anbraten erreicht.

Salz, naturreines Dabei handelt es sich um naturbelassenes Salz wie kristallines Meer- oder Steinsalz, das keinerlei Zusätze, zum Beispiel Jod, Fluorid oder Rieselhilfen, enthält.

Salzmenge Der Durchschnittswert für die empfohlene tägliche Salzzufuhr liegt bei 1500 Milligramm, das ist weniger als ein Teelöffel voll (2400 Milligramm). Zu berücksichtigen dabei ist nicht nur das Salz, das beim Zubereiten von Gerichten verwendet wird, sondern auch das Salz, das in verarbeiteten Nahrungsmitteln aller Art (inklusive Käse) enthalten ist.

Sambal Manis Die rote Chilipaste ist ein typisches Würzmittel der thailändischen und indonesischen Küche und bringt einen pikant-süßlichen Geschmack mit sich. Seine Schärfe darf man dennoch nicht unterschätzen.

Sesamöl Wird aus den weißen und schwarzen Sesamsamen gewonnen. Das helle Sesamöl wird aus den naturbelassenen Samen gepresst, ist blassgelb und besitzt einen fast neutralen Geschmack. Für das dunkle Sesamöl werden die Samen vor dem Pressen geröstet, wodurch das Öl eine dunkle Bernsteinfarbe und einen feinen Nussgeschmack aufweist.

Sprossen In Wasser gekeimte Getreidekörner sind gesund, sollten jedoch nur in begrenzten Mengen verzehrt werden.

Tamari Ist eine Original-Sojasauce, die noch auf traditionelle Weise hergestellt wird und lediglich Sojabohnen, Wasser sowie Salz enthält, sodass sie glutenfrei ist. Shoyu dagegen, ebenfalls eine Original-Sojasauce, enthält (glutenhaltigen) Weizen.

Tomatenmark Es gibt einfaches Tomatenmark mit »22 % Tr. M« (Trockensubstanzgehalt) und doppelt konzentriertes mit »30 % Tr. M«. Das doppelt konzentrierte Tomatenmark besitzt etwa 50 Prozent mehr Würzkraft, sodass man bei der Verwendung auf die Menge achten muss. Beispiel: Statt zwei Esslöffeln einfaches Tomatenmark reicht ein Esslöffel doppelt konzentriertes.

Transfette Fettsäuren aus industriell gehärteten Fetten, die auf jeden Fall vermieden werden sollen.

Vollkorngetreide Vollkorn oder volles Korn bedeutet, dass das Getreide nicht einem Bearbeitungsprozess unterzogen wurde, bei dem die Randschicht (die Kleie) oder der Keimling entfernt wurde. Kleie und Keimling enthalten wertvolle Ballaststoffe, Vitamine, Fettsäuren und Mineralstoffe.

Vollkornsenf Für diesen mittelscharfen Senf wird die gelbe und braune Senfsaat nur grob vermahlen, sodass der Senf körnig bleibt. Nicht zu verwechseln mit süßem Senf, der Zucker enthält!

Weiterführende Literatur

Bankhofer, Prof. Dr. Hademar: *Gesundheit aus dem Kochtopf. Tipps und Tricks aus der Vollwertküche,* Mosaik bei Goldmann, München

Elmadfa, Ibrahim; Muskat, Erich; Fritzsche, Doris: *GU-Kompass E-Nummern,* Gräfe und Unzer Verlag, München

Jonsson, Bitten; Nordström, Tina: *Zucker, nein danke! Was Zucker in Ihrem Körper anrichtet. So ändern Sie Ihre Essgewohnheiten.* Mosaik bei Goldmann, München

Wissenshunger. Ernährungs-Infos von A–Z. Was im Döner steckt und warum Schokolade glücklich macht. Mosaik bei Goldmann, München

Hyman, Mark: *Die Megabolic-Diät. Automatisch schlank mit dem Power-Stoffwechsel.* Mosaik bei Goldmann, München

Hyman, Mark: *Die Megabolic-Diät. Das Kochbuch. Automatisch schlank mit dem Power-Stoffwechsel.* Mosaik bei Goldmann, München

Weiterführende Websites

Die hier getroffene Auswahl kann nur ein kleines Schlaglicht auf die Möglichkeiten zu tiefer gehenden Informationen werfen. Übergreifend und seriös informieren im Ernährungsbereich die Websites offizieller Organe, wie die der EU oder der landesspezifischen staatlichen Behörden.

Auch mit der Website der Deutschen Gesellschaft für Ernährung (www.dge.de), *der Website des aid* (www.was-wir-essen.de) *oder den Sites der Verbraucherzentralen* (www.vzbv.de) *bewegen Sie sich auf der sicheren Seite.*

Lebensmittelsicherheit

www.efsa.europa.eu/de.html Die Website der EFSA informiert u. a. über Schadstoffe in Lebensmitteln, wie zum Beispiel Quecksilber im Fisch. Die Behörde sieht ihre Aufgabe wie folgt (Zitat): »Die Europäische Behörde für Lebensmittelsicherheit (EFSA) ist im Bereich der Lebensmittel- und Futtermittelsicherheit der Grundpfeiler der Risikobewertung der Europäischen Union (EU). In enger Zusammenarbeit mit nationalen Behörden und offenem Austausch mit betroffenen Interessengruppen stellt die EFSA unabhängige wissenschaftliche Beratung zur Verfügung und kommuniziert deutlich und verständlich über vorhandene und aufkommende Risiken.«
www.health-claims-verordnung.de/verordnung.html Seit 1. Juli 2007 ist die Health-Claims-Verordnung in Kraft, die EU-weit regelt, was auf Lebensmittelverpackungen in Bezug auf die Nährwerte und die Wirkung auf die Gesundheit stehen beziehungswei-

se versprochen werden darf. Berücksichtigt werden dabei auch die Nahrungsergänzungsmittel.

www.schrotundkorn.de Die Website der Zeitschrift »Schrot & Korn« enthält leicht verständliche Informationen über Naturkost, Analysen von Nahrungsmitteln und Links zu anderen informativen Websites.

Lebensmittelzusatzstoffe

www.zusatzstoffe-online.de Website der VEBRAUCHER INITIATIVE E.V., Berlin (Homepage: *www.verbraucher.org*), auf der man Informationen über die zugelassenen Lebensmittelzusatzstoffe zuverlässig abfragen kann (Suche entweder über die E-Nummer oder die Nährstoffbezeichnung).

Biofisch und -meeresfrüchte

www.deutschesee.de Website einer Fischmanufaktur, die nach ökologischen Richtlinien produziert und gut über die kontrolliert-zertifizierte ökologische Aquakultur informiert.

Glutenfreie Ernährung

www.dzg-online.de Informative Website der Deutsche Zöliakie-Gesellschaft e.V. – die DGZ besteht seit mehr als 30 Jahren und wurde als Selbsthilfeorganisation gegründet. Der Verein ist eine Solidargemeinschaft, in der die von Zöliakie/Sprue-Betroffenen Rat und Hilfe für ihr tägliches Leben finden.

www.querfood.de Der Anbieter mit einer großen Auswahl an glutenfreien Nahrungsmitteln bietet auch gute Informationen.

Glykämische Last (GL)

www.fitforhealth.de/naehrwerttabelle/glykaemischer-last.htm Bietet eine Liste, auf der die Glykämische Last (GL) gängiger Lebensmittel angegeben ist. Daneben gibt es verschiedene Diätrechner, mit denen man über die Suchfunktion der jeweiligen Website die GL einzelner Nahrungsmittel erfahren kann.

Danksagung

Am Entstehen eines Kochbuches ist eine ganze Kette an Menschen beteiligt. Landwirte bringen die Nahrungsmittel auf den Weg, aus denen Köche die Gerichte zubereiten. Rezepttester probieren das Essen, dessen Nährwerte dann Ernährungswissenschaftler ermitteln. Bei allen von ihnen, die zu diesem Buch beigetragen haben, bedanke ich mich von ganzem Herzen. Dank schulde ich auch den Lesern meines Buches »Die Megabolic-Diät«, die mich um weitere Rezepte baten: Hier sind sie!

Bedanken möchte ich mich natürlich bei meinem Ultra-Team, das mir während des ganzen Arbeitsprozesses tatkräftig zur Seite stand; bei Richard Pine, meinem Agenten, der mich förderte und dabei all meine Erwartungen übertraf, bei meinen Partnern Marc Stockman und Jeff Radich, die mir halfen, meine Arbeit und Anliegen so vielen Menschen zugänglich zu machen, und bei Kathie Swift, meiner Mentorin, Lehrerin, Kollegin und Partnerin, die mich auf meinem steinigen Weg, Menschen mit chronischen Krankheiten besser helfen zu wollen, jederzeit unterstützte. Dank gebührt ebenso meinem Team im UltraWellness Center, das mir seine Hilfe noch nie versagte, ganz gleich, in welche Richtung ich strebte oder wie viel Arbeit damit verbunden war. Dazu zählen Maggie Green und Donna Boland, die mir tapfer halfen, ernährungswissenschaftliche Erkenntnisse in köstliche, sättigende und gesunde Mahlzeiten zu verwandeln. Auch Spencer Smith, meinem furchtlosen Helfer von Santa Rosa, danke ich aufrichtig für seine erstaunliche Aufmerksamkeit, mit der er sich Details widmete, damit wirklich jeder versteht, was ich meine.

Einen besonderen Dank verdienen mein Freund David Gilo und seine Familie, die mich unermüdlich unterstützten, mich inspirierten und deren Gastfreundschaft ich so schätze.

Zutiefst dankbar bin ich auch dem wundervollen Team von Simon & Schuster und Scribner, das stets hinter mir stand: Beth Wareham, Susan Moldow, Rosalind Lippel, Elizabeth Hayes und Jack Romanos: Danke! Danke! Und nochmals Dank!

Register

N

O

P

Q

Rezeptverzeichnis